作者简介

吉尔·杜阿迈尔（Gilles Duhamel）

巴黎政治学院卫生政策研究中心主任，法国法中卫生研究院首席顾问。曾担任法国国家社会卫生事业部总监、巴黎公共医院集团总院副院长、国家高等医院管理局评估中心主任、卫生部药品安全技术顾问、国家公共卫生监督所所长、国家工资劳动者健康保险基金董事会董事、高级国防研究学院审计师等职务。

雷萍

博士，硕士生导师。巴黎政治学院卫生政策管理专业硕士，法国格勒诺布尔大学管理科学与工程博士。现任法国英赛克高等商学院管理学终身教师、法国法中卫生研究院执行院长、巴黎政治学院卫生政策研究中心中国项目合作联络人、法国格勒诺布尔大学博士学院社会科学研究所研究员。主要研究领域为卫生政策研究、医院管理以及医疗消费者行为学。

于广军

研究员，博士生导师。现任上海市儿童医院/上海交通大学附属儿童医院院长、上海交通大学中国医院发展研究院医疗信息研究所所长、上海预防医学会副会长、上海医师协会儿科分会副会长、上海医学会互联网医疗专委会主任委员。主要研究领域为医院管理与儿童保健，牵头开展了医疗大数据、高危儿多学科合作干预等研究项目。出版著作《走进移动健康时代》和《医疗大数据》。2013年获得国家科技进步二等奖，2017年获得中国医院协会科技创新二等奖。被评选为"上海第四届医务青年管理十杰"和"2013年卫生系统优秀学科带头人"，2015年入选上海市领军人才，2018年入选上海市优秀学术带头人。

法国现代卫生体系概论

医院管理与医院改革

[法] 吉尔·杜阿迈尔　雷萍　于广军 ◎编著

Modern Health System in France

复旦大学出版社

内容提要

　　法国的医疗服务安全性和居民健康生活方式均位列世界榜首，法国医疗卫生体系被国际公认为卓越的医疗服务体系，涵盖医疗、技术、行政管理、社会服务以及科技创新等领域，具有管理运行效率高和医护人员充分参与等特点。本书全面介绍法国医疗卫生系统的各类服务等，并从法国医疗卫生系统的历史和定位、结构和使命、资金筹措和运营及绩效评估，以及所进行的持续不断的变革、所呈现的社会现实和制度执行状况等方面分析和评价。本书可供医疗改革、医院管理研究借鉴。

序　言

法国国家社会卫生事业部总监吉尔·杜阿迈尔先生和法中卫生研究院执行院长雷萍博士希望我为本书作序,深感荣幸。这本《法国现代卫生体系概论:医院管理与医院改革》,向广大中国读者系统介绍了法国现代卫生体系的特点,以及法国在医院管理与医院改革方面的成就和面临的挑战,非常值得我们学习和借鉴。

根据 2000 年世界卫生报告《卫生系统:改进绩效》的统计,法国总的卫生系统绩效名列全球第一,健康水平绩效名列全球第四,伤残调整的期望寿命名列全球第三。此外,人均卫生总费用(按国际货币计算)名列全球第四。无论是在体现公平与效率方面,还是在全民健康覆盖方面,法国都处于全球各国卫生系统的先进行列。法国与中国的卫生系统具有很多相似之处,如提出 2018—2022 年法国国家健康战略、全民健康保险、预防优先、重视初级卫生保健和分级诊疗、实行医院集团计划、人口老龄化和养老服务等,两国都有共同的处境和共同语言。

本书具有三大特点。一是本书对法国医疗卫生体系悠久的历史和发展进行了系统梳理。任何一个国家的卫生体系改革离不开该国的政治、经济、社会、技术条件,只有充分了解法国的历史发展,才能加深对法国现代卫生体系的认识。二是本书从宏观的卫生政策角度对法国的现代卫生体系作了深入剖析,包括法国卫生系统的价值观、卫生改革的指导思想、法国的国家健康战略、现代化的筹资和法律体系。三是本书从微观层面详细介绍了法国医院的定位,医院的运行管理、绩效评估、保险基金和药品基金的筹措管理,医疗联合体和医院大科室(专科)的建设,远程医疗和人工智能,居家养老的家庭护理管理和社会家政服务的结合等。法国出台的很多政策、指导标准和管理方法值得中国卫生改革借鉴。

当然,未来的法国卫生体系改革也面临很多挑战,如法国健康保险的支付方式需要改革、法国的药品政策如何支持创新药品的研发、医院内使用药物的评价以及对新型医疗技术的评估、人工智能和远程医疗中存在的问题等。在大数据的利用中,如何保护个人隐私不仅涉及人权政策,还有很多法律和法规问题,也是法国当前面临的一个热议话题。2019 年法国将出台个人数据信息保护法,系统规范医疗行业信息使用的行为。

2019 年 3 月,在习近平主席和法国总统马克龙共同出席的中法全球治理论坛上,习主席提到中法友谊源远流长,互尊互信,彼此认同。在中法建交 55 周年之际,让我们根据各自的国情,共同为建设理想的公平、公正、高效的卫生体系做出更多历史性贡献。我深信:《法国现代卫生体系概论：医院管理与医院改革》是一本供医学院师生、医院管理者和卫生政策研究者的专业参考书,还会掀起了解、认识和学习法国现代卫生体系的热潮,进一步加强和促进中法两国医药卫生工作者的合作和共赢。在此,我谨向参与编写的各位作者表示衷心的感谢和崇高的敬意。

复旦大学公共卫生学院卫生经济学教授

2019 年 4 月

前　言

2014 年,在联邦基金(CWF)对各国总体医疗服务状况评价中,法国医疗服务的安全性和居民健康生活方式均位列世界榜首。法国的医疗体系覆盖全民(包括移民和外来人员);医疗保健提供者尽职尽责做好服务;医患关系融洽,双方享有自由选择权。因此,在 2001 年法国医疗卫生体系被世界卫生组织评为"世界最佳"体系。在 2011 年经济合作与发展组织(OECD)发布的报告中,法国的医疗卫生体系虽然并未位于榜首,但是法国人口的健康长寿指数仍居世界前列。2009 年,法国成为全球心脏病发病率、死亡率以及脑卒中死亡率最低的国家之一。

本书全面介绍了法国医疗卫生系统的多种服务模式,包括医疗(诊疗和护理)、社会医疗和社会服务(主要针对弱势群体,如老年人或残疾人)、门诊治疗(主要针对城市居民)等,并从法国医疗卫生系统的历史和定位、结构和使命、资金筹措和运营及绩效评估,以及所进行的持续不断的变革、所呈现的社会现实和制度执行状况等方面进行了具体的分析和评价。

法国医疗卫生体系被国际上公认为是卓越的医疗服务体系,其涵盖医疗、辅助医疗、技术、行政管理、社会服务以及科技创新等领域,具有管理运行效率高和医护人员充分参与等特点。中国恰逢医疗改革的关键点,谨以此书供中国医院管理和医疗改革者借鉴。

本书由 Gilles Duhamel(法国国家社会卫生事业部总监)、雷萍、于广军 3 位作者撰写。参加本书编写的人员还有 Benoit Vollet(法国前卫生总局局长、卫生部副部长)、Claude Lavigne(法国国家社会卫生事务部总监)、David Gruson(法国国家人工智能与医学伦理委员会主席)、Florence Veber(巴黎公立医院集团国际交流中心主任)以及多位教授。

除了编写人员之外,本书的出版要感谢上海中医药大学徐建光校长和各附属医院的同事们,感谢上海泰福健康管理学院张爱莉院长和复旦大学医院管理研究所章滨云副所长。由于编写经验不足,还要感谢复旦大学出版社官建平给予的指导和帮助。

由于作者知识水平有限,加之部分内容来自法语资料,书中难免有错误和疏漏之处,恳请广大读者批评指正。

目 录

3　法国医疗卫生体系的历史与变革 ‥‥‥‥‥‥‥‥‥‥ 027

4　2016 年法国卫生系统现代化法案 ‥‥‥‥‥‥‥‥‥‥ 045

1 绪　论

Gilles Duhamel，雷萍

1.1　基于全民健康的法国现代卫生体系

2014 年，在对各国总体医疗服务状况评价中，法国医疗服务的安全性和居民健康生活方式均位列世界榜首。法国的医疗体系覆盖全民（包括移民和外来人员）；医疗保健提供者尽职尽责做好服务；医患关系融洽，双方享有自由选择权。因此，在 2001 年法国医疗卫生体系被世界卫生组织评为"世界最佳"体系。在 2011 年经济合作与发展组织（简称"经合组织"）发布的报告中，法国的医疗卫生体系虽然并未位于榜首，但是法国人口的健康长寿指数仍居世界前列。2009 年，法国成为全球心脏病发病率、死亡率以及脑卒中死亡率最低的国家之一。

法国医疗卫生系统基于多种组织形式，包括以医院治疗和护理为主的医疗服务、聚焦于弱势群体（如老年人或残疾人）的社会医疗服务，以及针对城市居民日常诊治的门诊治疗。法国医疗卫生系统具有组织运行效率高以及医护人员充分参与的特点，涵盖了医疗、辅助医疗、技术、行政管理、社会服务以及科技创新等内容，被国际上公认为是卓越的医疗服务体系。

1.1.1　法国的"分级诊疗"激励制度

近年来，法国政府大力推行以临床路径为主的"分级诊疗"激励制度。将疾病的预防、诊断、治疗、康复、保健以及健康生活等多项内容与涉及的资源整合为一体，强化整个保健服务过程的完整性，打破介于患者就医与医疗机构领域之间相互独立的"孤岛效应"。其目的在于将"分级诊疗"中涉及的每一个医疗服务环节都限定在居民住宅附近的区域内，包括预防、门诊、住院、治疗、护理以及其他所需要的医疗支持等。为了在方便居民就医的同时也确保医疗质量，法国政府将"分级诊疗"体系所需资源与大型医疗机构、社会关怀相关服务机构等紧密关联，使"分级诊疗"体系得到足够的医疗支持。

与此同时，法国政府充分考虑利益相关者的权益，通过各级政府协调各方资源和利益，最大限度地保护每位患者和居民的权益。

首先，从国家层面而言，法国的医疗卫生系统的主要权力机构是国家社会卫生事务部（IGAS）。在具体执行过程中，由公共卫生政策制定部门主导，确保患者和居民医疗保险的报销(包括健康保险和职业保险)费用与实际产生的医疗费用一致。同时,由国家高等医院管理局负责监督所有医疗、护理以及各类社会支持服务机构;统筹、规划、协调与配置全国医疗卫生资源,确保境内的医院、社会医疗和门诊服务机构间的医疗卫生资源得到较好的分配。同时,还负责培训卫生专业人员,并使这些机构之间的专业人员有效互补,能够及时和充分地应对可能发生的各种情况,以保障国民健康需要。

另一个方面,在"分级诊疗"的政策背景下,法国政府逐渐将解决患者和居民的健康问题与解决社会问题相融合,具体包括居民的家庭问题、心理依赖问题、残疾人问题以及政策执行问题和社会稳定性问题等。政府对卫生和医疗社会机构提供财政支持,通过设定服务费率、控制卫生费用,实施对医疗保险机构的监督。法国议会每年都会根据《社会保障融资法》(LFSS)来设定国家医疗保险支出目标(ONDAM),包括城市、医院、医疗以及社会关怀机构等所涉及的费用。各部委在这些预算的基础上,根据政府指定的方向,制定并实施公共卫生政策,提供各类服务,从而增强社会凝聚力,为居民提供社会保障。

其次,在区域层面上落实法国政府制定的国家政策。区域层面的卫生机构是区域卫生管理局(ARS),它是实施临床路径服务的主导机构,其职责为统筹、协调和配置在区域一级的预防、护理、社会关怀以及医疗支持服务资源。目标是确保资源管理的一致性,让所有人都能平等地获得持续、优质和安全的健康支持。

自2010年开始,医疗改革以后的国家卫生服务主要集中在对区域一级卫生系统的管理,包括医疗以及社会关怀服务结构。为了实现这一目标,ARS根据国家政策,并结合其地区特征(如人口群分布、地理状况、流行病学等)对资源进行整合并合理分配。区域卫生项目(PRS)包括大区内预防保健、住院、门诊护理、住院以及院后康复计划、城市和医院的区域卫生组织计划(SROS)。同时,配合社会医疗服务组织(SROMS)的区域计划,为老年人及其家属、残疾人以及高危人群提供健康服务。从某种意义上讲,区域卫生管理局是在区域层面上落实国家卫生政策的健康服务组织,目的是为了更有效地为医疗专业人员提供支持,更具体地对患者需求做出详细评估并提供应对措施。

与区域卫生管理局相对应的是青年、体育和关怀大区委员会(DRJSCS)。其主要职能是优先服务社会上的弱势群体,包括儿童、青年、老年人或残疾人,以及其他生活无法自理的弱势群体。一方面,DRJSCS通过普及体育锻炼,提供大众健康教育和社区服务,确保社会人群的健康全面发展。另一方面,在某些特殊的社会领域,DRJSCS还可以调动各种社会资源预防、打击和防止犯罪,从而保护弱势人群。DRJSCS还通过相关政策,改善社会环境,引导社会更加包容残疾人士等,反对歧视和促进机会平等。同时,他们还负责对非社会医疗和卫生专业的从业人员进行相关培训。

另外,法国政府将社会保障政策的实施也下放至区域层面,包括初级医疗保险基金(CPAM)、退休和健康保险基金(CARSAT)。这种基层医疗保健措施(即所提供的社会医疗和社会护理)更加接近患者,可以有效满足不同服务区域的不同医疗需求,调整社会医疗资源区域分布不平衡的现象,从而提升医疗质量和护理水平。

为了更加有效地实施"分级诊疗"体系,法国政府成立了地方一级的医疗保健机构(也被称为初级卫生保健组织)。由各个大区的区域卫生管理局负责搭建组织架构,配置专业人员,并进行日常监管。初级卫生保健组织的主要任务是以所配置的全科医生为中心,为所辖社区的个人和家庭提供首诊服务,并为病人的二次转诊(住院治疗)以及三次转诊(住院治疗后的康复护理服务)提供指导。初级卫生保健组织还需要协调城市中的医院等所有利益相关方,为社区内的患者和居民提供医疗、护理以及生活保健服务。

1.1.2 法国的卫生和社会医疗服务体系

法国的卫生和社会医疗服务体系由医院、社会医疗服务机构、专项医疗服务和护理机构组成。

1. 医院

医院主要提供一般医疗护理服务(包括内科、外科及妇产科)和(或)多个专门的学科服务(如心理疾病与精神卫生),还需要帮助急诊科室在全国各地的监管和流动急救中心(SAMU)提供急救以及复苏等应急服务。此类紧急医疗服务同时接受城市急救中心(SMU)的直接管理。

在法国的医疗卫生体系中,医院主要有公立医院、私立营利性医院和私立非营利性医疗机构(如私立抗癌或透析中心)3类。其中,公立医院除医疗服务之外,还承担提供医学教育、职业培训、开展临床研究的任务。

2. 社会医疗服务机构

社会医疗服务机构包括养老院(EHPAD)、老年护理院以及残疾人机构等,主要是为病情不稳定、受人排斥、患有残疾以及一些生活不能自理的弱势群体提供医疗支持和关怀。

在任何一个国家,住院病房的资源都是短缺的。考虑患者与家人的利益,也为了更好地为患者提供服务,法国国家社会卫生事业部推出了多种住院病房使用的替代方案。

(1)家庭住院治疗(HAD)。这种方式可以在一定条件下维持患者与其家人居住的生活条件。

(2)家庭护理服务(SSIAD)。用于对患者的医疗监护和其他健康护理。

(3)养老院临时护理和日托中心。通过专业人士的护理,减少家人的负担,缓解家人的工作和精神压力,同时提高患者的生活质量。

(4)缩短门诊手术等待时间。通过将门诊手术等待时间缩短到12小时以内,保证护理安全和真正的医疗随访,也改善了患者的医疗体验。

(5)实施远程医疗。通过远程会诊、病案传输和远程监护,减少不必要的住院次数,特别是针对一些失去生活自理能力的老年患者,这一方案可以减少不必要的就医交通往返。

3. 专科医疗服务和护理机构

在法国医疗卫生体系中还包括一系列专科医疗服务机构,主要为一些特殊患者提供服务,具体包括以下8个机构。

(1)神经心血管服务中心(VNU)。这一服务机构能够提供非常有效的脑卒中管理方式,为脑卒中发作患者最大限度地缩短介入治疗时间。

（2）专门的疼痛咨询中心。为各类疼痛患者提供疼痛咨询及治疗方案。

（3）肥胖患者综合治疗中心。为肥胖患者提供方便、易懂的日常护理知识和帮助。

（4）罕见病患者转诊和治疗中心。为此类患者增加和改善特设渠道内诊断和转诊的机会。

（5）心理咨询研究中心（CM2R）。心理咨询研究中心为需要接受记忆深入检查的人群提供心理咨询服务，对主治医生和认知行为单元检查（UCC）所发现的疾病进行评估，并通过"认知行为疗法"（CBT）进行诊治。认知行为疗法广泛应用于改善心理健康状况，是一种心理-社会干预疗法。通过这种治疗方法，可以改变患者不正确的认知（包括想法、信念和态度），调节其行为和情绪模式，改变其无用、沮丧等负面感知，从而缓解患者的痛苦及相关症状。与此同时，还为不同年龄段的"老年痴呆症"患者提供陪伴方案。

（6）残疾人士陪同服务中心（MDPH）。通过建立多学科专业团队，为每个残疾人士制定陪同计划、生活建议、个人补偿计划（CPP）或学校教育计划（PPS）等。

（7）社区信息中心和老年病学协调中心（LINC）。提供所有可能用于满足老年人需求的设施设备以及服务信息。

（8）区域居家护理服务中心（MDA）以及民政部门的医疗社会团队（EMS）。为患者家庭护理提供支持。

另外，法国政府还通过为无固定职业的人群颁发"永久保健服务护照"（PASS），让他们获得同样的接待机会，能够进行信息咨询，并获得疾病预防的相关服务、指导和照料。

在法国还建立了"城市家庭医师"队伍（也称为"日诊医师团队"）。主要是由自由执业的医师和专业个体医务人员构成，包括全科医生和专科医生，以及药剂师、助产士、护士、物理治疗师等。医师团队的服务可能以上门服务或者以社区卫生服务中心的形式存在。

在法国，专业医务人员、医疗和社会照护机构之间的强大协同作用使几乎所有法国人都能从当地的优质医疗服务中受益。患者可以自由选择主治医师、医疗机构或住院设施。同样，自由执业的医师也有自主开业、开具处方的自由。

综上所述，法国政府通过"分级诊疗"和完善的医疗卫生体系，以全民健康作为出发点，使得医疗资源可以普惠每一位居民，甚至包括许多弱势群体、移民和外来人员，充分显示出公益性。因此，这一体系也让法国的医疗成为其他各国羡慕和借鉴的对象。

1.2　法国卫生系统的基本介绍

法国是一个在健康支出方面非常慷慨的国家，法国政府在医疗保健支出方面占比很高。2015年，法国医疗健康费用占国内生产总值的11.1%，在欧盟国家中排名第二，仅次于德国（医疗健康费用占国内生产总值的11.2%），而且人均医疗支出比欧盟平均水平高出20%。在此主要从医疗保险、卫生支出、卫生服务提供，以及医师薪酬、医患关系、卫生设施、整体健康状况、人口死亡率、患者满意度8个方面对法国卫生体系进行介绍。

1.2.1　医疗保险

法国的强制性医疗保险计划覆盖法国所有合法居民,其内容包括疾病的预防、检测、诊断、治疗、康复以及老年人和残疾人的护理。其中,特别值得关注的是法国的职业病强制性保险,这是一项由国家统一制定的保险规则,由专业的部门进行管理,并服务于所有参与企业(极少数例外)。其资金来源于两个方面,由用人单位(通过雇主和雇员的工资)和政府税收各自承担一部分。

除了政府强制性医疗保险之外,法国还有一些私立的非营利性补充保险机构。这类补充保险通常是由个人在自愿基础上参保的,但是从 2018 年起,这种补充保险也被强制性要求参保。也就是说,公司及其雇员必须参保,只有退休人员才可以免于参保。因此,在法国人们除了需要参加政府规定的强制性保险以外,95%以上的人口还有补充医疗保险。

1.2.2　卫生支出

法国几乎 80%的卫生支出来源于公共资金,即与工作或税收相关的社会保障捐款资助。在卫生支出中,住院费用所占比例非常高(约占总费用的 11%~17%),门诊所占比例相对较低(约占 2.3%)。法国保险对居民医疗费用的覆盖十分全面,近 18%的法国人因慢性疾病(或长期病症)而享受 100%的照顾。由于实施强制性医疗保险和强制性补充性保险,在法国不受保险覆盖的护理服务很少见。截至 2015 年,只有不到 1%的法国人没有获得某些预期的医疗服务,原因可能是他们认为价格太贵或者需要等待太久时间。例如,约 4%的法国人未使用牙科护理是由于其成本太高。

总体而言,近一半左右的卫生支出(2015 年为 46.7%)是用于患者在卫生机构(医院)的诊疗费用。其中,全科医生和专科医生的门诊诊疗费用(包括在医疗机构、医疗中心或保健中心)占 26%,医院外的药品支出占 17.5%,其他医疗用品支出(如门诊生化检查等)占 7.5%,医疗运输费用占 2.4%。

1.2.3　卫生服务提供

卫生保健机构根据其业主分为公立和私立两种。大部分医务人员只在所属的公立医院工作,但也有部分医生在医院之外开设私人诊所,或在私立医疗机构进行诊疗活动。法国的公立医疗机构,很多是在法国历史上与宗教相关或以某种共同利益为目的的非营利性医疗机构。在公立医院中,医生的薪酬、考核标准及职业发展由国家公共卫生部门制定,制定薪酬的主要依据是由医生门诊与各类医疗服务的数量和价格决定的;其卫生设施主要靠公共部门投资。目前,国家正在进行试点,改进医院和门诊之间的薪酬体制平衡问题(如按照护理康复情况对相关人员进行薪酬支付)。

1.2.4　医患关系

在法国患者可以自由选择医院以及由谁作为自己的医生。在通常情况下,法国人对医生转诊的要求依从性非常高。对于医生而言,除某些药物之外,每位医生都有处方自由权。

在欧盟不同国家之间,平均每1000位居民拥有的医生数量介于2.3~6.3名之间。在法国,平均每1000位居民拥有3.3名医生(欧盟平均为3.6名)。医生大多具有8~10年的医学教育经历,并且数量稳定。近些年随着就医人口的增加,医生的需求量也相对有所增长。

近几年法国门诊患者(包括在全科医生和专科医生处就医)占整体诊疗服务的比例有所下降,但仍然高于其他欧盟国家。例如,2015年法国门诊患者占整个诊疗服务的46%,而德国占41%,英国占28%。

在医患关系中,护士的作用也是不可忽视的。一般而言,护士的数量很大程度上取决于该国的卫生资源配置情况。法国的优势在于护士的专业化水平较高,因此相对配置人数较少。例如,2013年法国平均1000位居民只配置了8.5名护士,要低于英国的9.6名和德国的11.3名。法国护士的专业化程度较高,实际上是得益于法国医疗系统所提供的完善的持续培训制度,每名护士通常都会接受3~5年各类继续教育或专业培训。

1.2.5 卫生设施

任何一个国家在卫生设施方面总是无法满足日益增长的病患需要。但是,在法国由于通过一系列的医疗改革,特别是"向门诊过渡"这一举措的推行,使得这一问题得到明显缓解。"向门诊过渡"就是能够更多地在门诊进行诊疗服务,使患者的经济负担减轻,也可增加其安全性,最终达到减少患者住院时间的目的。目前,欧盟各国的住院床位因具体情况有所不同,法国每1000位居民拥有6.1个床位,而德国为8.1个床位,英国为2.6个床位。

1.2.6 整体健康状况

与其他国家相比,法国的健康结果良好。就预期寿命而言,法国人出生时的预期寿命,女性为85.5岁,男性为79.2岁,略高于经合组织国家的平均寿命。经合组织国家的平均预期寿命,女性为83.1岁,男性为77.9岁。对于65岁时的预期寿命,法国女性为23.5岁,男性为19.4岁;经合组织国家65岁时的预期寿命,女性为21.1岁,男性为17.9岁。因此,与其他国家相比,法国的健康结果良好,寿命略长。另外,在法国70岁以下患有重大疾病风险的人数,女性平均每10万人中有2094人,男性平均每10万人中有4201人。在经合组织国家中,这个数字是女性为2297人,男性为4394人。由此可见法国人口健康状况略好于经合组织其他成员。

1.2.7 人口死亡率

在法国婴儿死亡率为平均每1000名婴儿死亡3.8人,略低于经合组织国家的婴儿死亡率3.9‰。法国每1000名新生儿剖宫产率为20.8%,也略低于欧盟其他国家(如英国为26.2%,德国为30.2%)。法国还更加注重产妇的健康。以经产道自然分娩后平均住院时间为例,在自然分娩后,法国的平均住院停留时间为4天,而德国为3.1天,英国为1.5天。法国的大多数疾病治疗效果也优于其他国家,包括癌症的治疗、心肌梗死以及脑血管意外等。以2015年各国因心肌梗死平均住院时间为例,法国为5.9天,英国为6.8天,德国为 10.2 天。

1.2.8 患者满意度

从患者满意度调查中发现,法国医疗卫生体系让人们的信心和满意度非常高,而且趋于稳定。法国卫生部每年公布的医疗消费者满意调查结果显示,80%的患者对医生的服务表示满意。患者对医院急诊的满意度相对较低,一般在75%左右,主要原因是急诊室会出现经常性的拥挤状况。

1.3 法国卫生系统的总体指导思想

1.3.1 法国对卫生系统的总体思考

对一个国家卫生系统的介绍,通常涉及与另一国之间相关指标对比的描述,这些指标通常包括医疗服务提供者、健康和护理受益人、大型医疗设备的数量、所服务居民的人数、医疗费用支付方等。

为什么健康是需要公共政策保障的重大社会问题?这是因为健康问题关系到每一个人的切身利益,国家对健康的经济投资与居民的个人财产相关(体现在税收政策对消费能力的影响),同时个人的健康状况会影响其主观行为及表现。因此,健康必须以高水平的医疗作为保障。由于医疗体系非常复杂,任何一个国家都需要精心制定适当、高效的公共政策,以保证卫生系统的良好组织与运作。也就是说,整个医疗服务体制的运行需要强大的系统帮助决策和进行相关数据处理,正确有效的公共政策为其根本。

此外,要明确卫生系统的目标(人口健康、用户满意度、可承受的开销)及其质量标准。在法国明确制定了这些与周边国家相似的目标,护理的安全、卫生专业人员实践的质量、适时提供服务的有效性和相关性、满足医疗专业人员的期望,以及无论患者的个人支付能力如何,都可以根据自己的需求访问的系统。

得益于经过几十年建成的卫生系统,法国目前在疾病保险与风险分担方面比较成功,其医疗保健服务的可及性以及疾病的覆盖性都非常高。同时,卫生系统的其他质量标准仍在持续不断地改进中。

1.3.2 卫生系统的价值观

尊重患者的身体完整性和个人尊严。同时,也需在集体利益和尊重个人权利之间不断寻求平衡。例如,目前关于某些疫苗接种义务的争论。法国的宪法以保护公众健康作为总体目标,国家所采取的行动旨在保护人民免受疾病侵害,因此,有义务制定公共政策作为一种行动手段,即使行动的结果可能无法达到预期的目标。宪法的愿景是致力于保证所有人的健康,通过制定行为准则的目标,达到所有人受益的最终结果。考虑到医疗费用和患者个人能力不平等的情况,法国整个国家全民保健计划已逐步落实到位,目的是确保每个人获得同等照顾。该体系确保所有人享有平等待遇,尤其在治疗重大疾病的问题上,团结和平等的原则至关重要。

服务质量被列为基本原则。例如,全国的护理质量必须一致。还有一些原则强调服务的价值以及执行力度。例如,对卫生资源的公平分配和运行效率相称原则,会对因非常昂贵的癌症治疗的资助而使用大部分医疗资源,从而导致公共卫生减少对其他疾病进行支持和干预。服务质量作为医疗服务提供的基本原则,这种务实的做法是大多数英国公共卫生筹资决策的基础,许多法国人和他们的政治家认为这违背了生命无价的原则,因为这种做法没有解决该系统团结融资可持续性的问题。但是在实际运行过程中,鉴于卫生干预成本上升,预期需要花费更多的医疗保障和实际有效的支付能力这两个因素使卫生服务系统处于危险之中。

不同行为者特别是患者的责任非常重要,这是全民保障的一个必然结果。可能会随着时间的推移,越来越影响法国整个卫生系统演变,相关问题也会随之产生。例如,在全民保障支持下的患者应该在多大程度上承担其风险行为,即患者反对参与或不参与以及不遵医嘱治疗的行为应承担多少责任。未来会提出,要让患者及更多的健康服务和管理者承担更大责任的问题。几十年来法国卫生系统的建立,包括卫生专业人员尤其是公共政策的制定,都是根据大众共享的原则进行制定的。

为了贯彻执行政策,国家需要尽可能多地介入不同领域。例如,界定干预的策略和计划,制定每个计划相关的任务;设定操作规则,为专业人士和用户提供行动导向;根据人口健康状况,制定专业人员的培训方案;监控健康风险,识别和管理健康危机,评估专业人员的操作方法,设定对非常规操作的干涉;监督服务提供者及照护者的培训和职业导向;确定不同专业人员的工作职能及薪酬标准;定义医院融资和管理的规则,即整个筹资系统的筹资方案,包括医疗机构收入和门诊支出(包括医生、药物、实验室、卫生运输等);制定成本监管的统一标准。所有这些公共政策的干预领域都是由国家层面制定。在操作层面上,由国家层面制定(如退出药品市场),地方层面(如关闭医疗机构)逐案采取行动。然后,由国家来计划对区域一级的大型设施和卫生设备进行投资。

1.3.3　国家干预工具

制定监管标准、设立分层契约、提供支持系统是法国所倡导的 3 种干预工具,可以用于执行国家政策。由于法国整个国家倾向于以法律来规范行业行为,因此,制定卫生标准非常重要。例如,卫生专业人员培训标准、健康产品安全标准、药品和某些医疗活动标准及其使用,以及组织机构设立、卫生设施许可、基于临界值(如癌症手术)的某些行为权限等,并将这些与健康有关的法律、法规汇集在特定的法案(公共健康法典)中,包括所有疾病的社会保障政策及其治疗这些疾病的保险标准。同时,上述卫生标准会不断更新、完善。

近年来,除了制定卫生标准之外,国家和公共卫生当局也使用契约(或合同)的方式来执行国家政策。主要适用于以下 3 个范围。

(1) 国家级的某些政策,如医院服务收费、门诊医疗咨询费用或院外医疗保健程序。

(2) 大区级的政策,如提供护理计划和区域组织、颁发医疗行为或设备许可证、为某些医院提供专项资金。

（3）地方级的具体政策，如商品、药物使用或医院服务项目。

同时，信息化系统的建立能够方便卫生专业人员的工作，这些系统包括良好的职业实践指导标准（如识别特定疾病的治疗策略）、医院物流良好的运行（如医院手术室、门诊手术以及医院药房的运作）、健全的信息管理系统（如医院采购以及库存管理）。信息化系统的完善，使得各个医疗机构可以推行各类积极的财政激励措施以提高医生的工作效能，在门诊诊断或治疗过程中更能重视质量指标和操作安全性。信息化系统带来的另一个好处是便于实施与经济惩罚机制不同的各类处罚制度，如对医院滥用昂贵药品的情况实施处罚。

公共卫生当局在对公立医院工作的医生和管理人员的任命和职业管理方面，拥有绝对的管理权。

1.3.4　公共卫生存在的问题

目前，法国最主要的公共卫生问题来自以下几个方面：海外领土的婴儿死亡率较高；法国儿童疫苗接种率低于大多数欧盟国家；尽管进行了宣传活动，但是抗生素的消费量仍然高于大多数欧盟国家，法国每 1 000 名居民中每日消耗达 30 人的抗生素剂量，欧盟平均每日消耗只有 21 人的抗生素剂量；法国人口的自杀率令人担忧（法国每 10 万人有 15.8 人，经合组织平均每 10 万人有 12 人）；尽管法国肥胖的患病率（14.5%）要低于经合组织国家的平均水平（19%），但是在过去 10 年里呈显著增加；尽管法国的烟草和酒精消费量在最近几十年里大幅度下降，但仍然是主要的公共卫生问题，法国有 1/3 的成年男性继续吸烟，法国人平均每年饮酒 11.1 升，而经合组织国家的平均饮酒量为 8.8 升。

1.3.5　现行卫生系统的局限性

现行卫生系统的局限性主要表现在卫生评估系统的指标不健全问题上。因此，现行卫生系统需要制定更多指标来全面反映其综合状态。例如，在疾病预防方面，需要明确特定疫苗的人口覆盖率或筛查比例、经筛查或干预人群的比例（如女性的乳腺癌、结肠癌等）。人口健康状况是衡量现行卫生系统成功最重要的标准，健康状况需要众多指标予以反映。除了与年龄或性别有关的结果之外，按照病种来实施预防措施的策略非常显著。在这个方面，目前没有哪个国家能够通过病理检查获得最佳结果。尽管许多指标能够间接地反映保健实践和干预措施的质量和安全性，但通常不具有相关性。

国际通用的比较和描述卫生系统状况的指标比较少。现有的指标仅能用于描述卫生系统的基本情况和运作现况，没有提供关于系统构建基础的基本价值的信息，也不能反映地区之间的常见差异。用于国际间比较的指标难以显示不同社会经济水平群体间的不同，评估患者和公民满意度的指标也容易产生偏差。

此外，卫生系统绩效评估分析具有局限性，不能反映一个国家卫生系统的历史和发展情况，因此也限制了国家间的比较。因此分析同一国家不同时间的指标变化更具有教育意义。大多数国家的卫生系统绩效评估没有明确公立医院和私立医院的界限，导致改进意见提出后仍难以具体实施。

1.3.6　未来的挑战

在正确描述医疗保健系统之前,了解法国当下和未来几年面临的挑战非常有意义。

与许多国家一样,第一个挑战与人口老龄化和疾病的流行病学演变有关。法国人口正在老化,人们日益老龄化并患有多种慢性疾病。很多老年人在日常生活中越来越依赖别人,甚至终身残疾导致完全无法生活自理。这一发展显著表明,国家需要制定公共卫生和社会支持政策以应对老龄化社会的健康服务需求,这对当今法国是尤其突出的挑战。

第二个挑战是预防(国家要求采取一对一健康服务行动措施→促进行为改变→建立集体预防和筛查政策)。与其他国家一样,在这个方面,应特别注意由于环境或工作条件导致的健康退化。

第三个挑战是公众的保健服务可得性受到政策的限制。可能的原因有两个:一是经济因素,特别是在健康保险未能覆盖的眼科和牙科治疗方面,部分人群仍需自付费用;二是地理因素,在农村或城郊地区,由于专业人员分布不均或病人特殊的医疗需求,导致公众的医疗保健服务受到限制。教育程度和经济地位不同的人之间也存在社会健康不平等,因此,在实行公平原则时要求采取特殊政策。由于提供服务的并不是医务人员,而在被动模式下建立的服务(即医疗服务提供商)经常被中断,造成许多慢性病患者的医疗护理服务面临困难。

法国医疗行业正在进行前所未有的创新与变革,不仅出现了新药物和医疗干预新技术,也相应产生了越来越多的医疗设备、家庭自动化和人工智能技术,这也是卫生系统面临的主要挑战。不仅因为它们的成本高昂,而且会导致新兴职业的产生、基层相关任务的重组与转移。这些创新和变革在国际层面上已经成为一股不可逆转的潮流。

卫生系统的筹资与可持续性发展也是未来的重大挑战。未来的公共支出对健康的贡献是什么?与国家财富的差距是否会继续扩大?直接或间接为公民提供什么机会和倾向?公平原则是否会抵制资源的不平等分配?未来卫生系统用户和病人的需求、角色和责任会发生什么变化?很多问题都影响未来卫生系统的总体发展。同样,其他问题可能会影响卫生提供者和资助者之间原有的平衡。

1.4　法国初级保健

1.4.1　初级保健的历史

历史上,法国的初级保健(社区护理)是由家庭医生和护理团队直接执行。尤其是区域一级,护理专业人员和患者之间是直接面对面的关系,构成了整个卫生服务系统的主要服务模式。

初级保健是在50多年前健康保险逐步普及的背景下建立起来的。通过与医院外的医务人员(自由执业医生和护理团队)签订服务以及定价协议(咨询、就诊及医疗活动),并实施医疗保险的全面覆盖,以便医院外的初级保健医生、全科医生和专家的服务技术可以在门诊进行。尽管初级保健的发展改变了卫生系统的格局,但初级保健人员已经在大众健康方面发挥了重要作用。

1.4.2　初级保健的定位

在法国,初级保健人员是整个卫生系统的核心,被定位为解决健康重要问题的关键人。初级保健人员的数量需要满足近距离、连续性护理服务的需求,不会导致服务延迟或至少不会导致过度延迟,而且在不同的卫生行为者之间以及在照顾病人的不同阶段发挥协调作用。初级保健人员的服务费率由国家设定,通过健康保险来进行支付。此外,他们的所有服务以及定价都由国家医疗保险信息系统详细列出。

初级保健医务人员的任务主要分布在预防、健康促进、疾病筛查、日常照顾、协助城市的医疗机构,以及自由执业的专科医生实施慢性病患者的护理等领域。尤其是在居家养老方面,他们为患者提供咨询、陪伴、分类诊疗和定位等服务,受到患者的高度信任和满意。

1.4.3　初级保健的发展

在历史上,基层医疗组织也遇到过一些困难。现代化医疗体系的建立,不仅需要满足人口需求,还需要考虑慢性病患者长期照护所需要的众多服务参与者。医疗系统配置的最佳医生数,特别是所需全科医生人数和专家人数问题尚未明确,门诊(医院外)医生(初级保健)与在医院执业的医生之间的最佳分配情况也未明确。

在医院外从事初级保健的医生,他们的身份是自由执业者。他们的工作在很大程度上依赖于支付的方式,如咨询、家访及诊疗活动。由于这种报酬支付方式,初级保健医务人员的执业行为更容易受到市场需求的引导,并且在组织工作和日常工作时享有自主权。基于这种情况,初级保健医务人员的执业常常会受到专业领域的影响,主要是因为对病人更多的技术服务会带来更多的报酬。

成为自由执业医师,就能够在诊疗服务费用上合理收取比国家关税确定的税率更高的费用,而且基本医疗保险(强制性)不覆盖这部分费用。因此,患者需要自己支付这一补充金额。对于大多数患者,该部分资金需要自购健康保险来补充。与许多国家相比,这部分资金占比并不算太高(约为7%),但仍造成一些人的实际困难,使他们不能及时获得所需的医疗服务。

自由执业医师在医院之外的执业地点与当前的地域需求之间存在差距。初级保健医生在历史上是自由执业,独立经营。即使在同一个诊疗服务中心内,每个自由执业医师都是独立工作。因此,自由执业医师首选在城市并靠近自己学习生活的地点进行执业,或者优选海边、气候条件较好,特别是阳光充足的地点。在郊区和农村地区,由于地理位置的影响,约有10%的人口并不住在一个区域,从而增加了就医的难度。在法国郊区和农村地区,自由执业医务从业人员比全国平均水平低30%,虽然与其他国家相比,这是一个看起来相对优良的水平。

在法国患者可以自由选择医生,并可以自由选择医院。国家鼓励与转诊医生签约,但它不是强制性的,而且违约行为在经济上受到的处罚轻微。由于部分女性医师观念转变,更愿意将注意力从工作向生活转移,提高自我的生活质量,医生的工作时间正在逐步减少。另外,医疗信息的共享并不通畅,这影响了患者护理服务的协调性和连续性,且许多国家普遍存在卫生行为者之间"信息孤岛"的问题,门诊医生提供的服务质量评估存在不准确和不确定性。

1.4.4　公共政策措施

为了应对居民就医资源不平等的困难,多年来公共卫生当局出台了各种政策措施来监督卫生系统,同时运用许多不同的管理工具强化这些政策。

这些政策措施规定了医疗行业准入条件,各类健康相关职业(如医生、护士及物理治疗师等)的地位,医疗培训的内容、形式和人数,全科及专科医生人数等。还规定所有执业医师必须在门诊或卫生机构进行实践、接受持续培训,并定期进行工作技能评估。与此同时,他们必须按照政府要求,接受强制性职业资格重新认证,认证模式由国家卫生部确认。对于门诊护士,也建立了相应的执业地点及规章制度。

除了这些政策措施之外,最近几年国家公共卫生法典还制定了合同方法,特别是针对一线专业人员。例如,①专业人员之间任务分工;②护士人员专业化;③在多专业团队框架下(在"健康之家"中),对卫生专业人员特别是全科医生进行分组财政奖励;④在与通过选举产生的国家代表进行谈判的国家合同框架内,医生薪酬除了医疗服务费之外,还包括强制性医疗保险所提供的经济补偿。这些经济补偿主要用于对某些疾病的预防和筛查、慢性疾病管理、处方仿制药研发、药物使用方法咨询等。

除了这些监管(强制性的)和合同性的(可协商的)规定之外,公共卫生部门还采取大量措施来协助医生,尤其是初级保健医生(特别是全科医生),进行专业的护理训练,开发了优质临床数据并易于使用的数据库。医生日常工作基础得到优化,他们可以获得法国市场上所有药物的信息,而且这些信息对普通大众也是公开的。部分医生还可以在计算机系统查询到药物处方的参考指南。

1.4.5　系统功能的逐步改进

近年来,法国对整个卫生系统的运作情况进行了全面的反思,不再是专注于组织的机构(医院、卫生中心、医生办公室),而是需要倾向于为卫生提供者(卫生专业人员)提供服务。

(1) 卫生服务体系进行重新设计:①根据患者的诊疗路径进行组织系统设置(所谓"分级诊疗");②系统内的医学生就业引导;③建立地区护理网络;④倡导地区健康项目;⑤对病人进行积极的干预;⑥在每个卫生区域有一家或多家初级保健定点医院。

(2) 社区医疗体系的重新设置:不仅体现在提高初级保健服务的便利性上,还兼顾了其他4个方面:①逐步整合了失能人群的日常护理和治疗;②实施"项目管理"制;③注重提高患者的自我护理能力;④与全科医生签订合同,鼓励他们在医疗执业地点(不仅在医院)进行学生的培训。

(3) 采取以下措施帮助全科医生执业:①支持平台建设,告知不同健康领域的服务提供情况,协调卫生专业人员的医疗服务活动,并向患者提供必要的信息;②为病情复杂或情况特殊的患者提供个性化支持；③在门诊和医院之间进行设备连接；④创建可以进行家庭治疗的流动医师团队。

1.4.6　信息系统的发展

在卫生领域信息系统的发展已经持续了许多年，并将在未来继续对不同国家的卫生事业产生影响。法国一直拥有非常庞大的数据库体系，并且被有效地组织和划分，这主要与融资体系有关，门诊服务数据库与专业医疗检索数据库（包括公立和私立）数据合并，正在形成一个独特而全面的国家数据中心。从长远来看，医院和门诊活动、消费和融资数据将被链接。这个数据库也将用于科研以及系统的绩效评估和分析。

除了国家层面卫生信息系统的发展，区域数字网络工作也正在进行中，主要是指国内卫生设施的建设，如供养丧失自理能力的老年人设施等。

另外一个正在开发的信息项目囊括患者的医疗记录、就医的条件，以及为其提供护理的专业人员（包括医生、护士和药剂师），必要时还包括为老年人提供家庭照护的社会工作者。这个项目的一部分已经在运行（如患者用药记录、癌症患者文件等），但患者信息的完整性、系统操作性和安全性的总体目标尚未实现。此外，数字医疗网络建设对初级保健尤为重要。在地方一级建立首诊数据库、开发远程医疗以及访问患者的医疗档案，都需要地域数字网络的支持。

1.4.7　社区医疗的创新发展措施

法国在社区医疗和初级保健系统方面正在实施不同的创新发展措施。有些措施颇具争议，并可能在不同区域有不同的实施方案。例如，初级保健站点的技术平台需要哪些影像设备、哪些生物检测技术、哪些影像学和生物学网络？同样，一些初级保健场所可能需要建立临时住宿设施，以满足一些需要住院的患者避免住院治疗或住院康复。这些问题的解决都需要视当地具体情况而定。

1.4.8　现行问题

法国初级保健的现行问题主要表现为如下 4 个方面。

（1）整个医疗体系的筹资机制问题，对同一个病人、同一个时期在门诊和医院治疗服务的支付模式（捆绑支付）。

（2）初级保健医师个人或团队的薪酬核算方法，包括按服务收费、一次性付款和按绩效付款。

（3）医务人员身份的可能性演变，需要允许公私混合的方式，还是单一的身份存在。

（4）向医院和门诊部门之间更加一体化的做法转变，门诊医院咨询，医院急救转诊中心提供医院急救服务（在紧急情况下，确保医院内或医院附近持续护理的连续性）。

1.4.9　初级保健机构评估

对于社区初级保健医生的评估，虽然现行监管措施将对所有医生进行专业实践的评估，并将结果计入绩效考核,但是目前对于初级保健人员服务评估的工作仍不够完善。例如,在组织层面,服务获取、服务提供以及与系统其他行为者进行外部协调的方式;在实施的过程层面,疾病预防、筛查等公共卫生任务的多学科协作程序等。

在方法上,对初级保健机构的评估更加注重自我分析,尤其是社区医疗过程的连续性和渐进性。只有注重过程评估,才能够了解患者的预后与认知、医务人员的认知以及整个基层医疗机构的绩效。

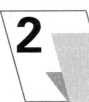

2 基本原则、总体结构与管理

Gilles Duhamel

2.1 法国卫生系统组织架构

考虑卫生领域的复杂性和政府的主要作用，负责或参与法国卫生系统组织和运作的公共机构非常多。近年来，由于系统存在缺陷，实际情况和公众期望出现差距，导致公众不满。例如，对转基因生物、疫苗等领域缺乏信任，甚至引发对现有系统的怀疑。除传统的行政组织之外，在国家和地方层面，对多个卫生机构进行优化，同时建立了多个欧洲卫生机构。另一个显著变化是健康地域化兴起，而国家治理仍然是双向的，由国家卫生部和健康保险共同分担治理任务。

在国家层面，卫生部是第一批由政府政策和行动支持以及议会通过关于卫生事务法律的部委，他们制定和实施卫生政策，其他部委（劳工、环境、农业、经济、国家教育、司法、运输及内政等）配合卫生部进行政策推广。在中央行政部门内，卫生部由卫生总局、医疗保健总局、社会保障部、研究评估和统计局、社会事务总监察局、区域卫生机构、高级公共卫生委员会、某些培训和研究机构构成。

2.1.1 卫生总局

卫生总局（DGS）负责制定公共卫生政策并实施落实，其任务是提出优先事项和建立监管框架。通过4个方面来实现：保持和改善人口的健康状况；保护人口免受健康威胁；保证卫生系统的质量水平；关注安全和平等，动员并协调合作伙伴。卫生总局制定了法国的公共卫生计划、30个国家卫生计划，关注儿童、老年人等重点人群的问题，与慢性病、传染性风险或环境作斗争，并建立健康预警系统。

2.1.2 医疗保健总局

医疗保健总局（DGOS）负责医院和门诊护理政策的制定、管理和评估。其任务是围绕战略、资源和护理供应的规定以及实际情况进行组织控制。

2.1.3 社会保障部

社会保障部负责制定和实施社会保障政策——医疗保险、职业事故和疾病、退休等，隶属于社会事务和卫生部以及经济和财政部。其总的任务是确保社会保障福利符合人民的需求，同时确保计划的财务平衡，特别是尊重由国家医疗保险议会每年投票所达成的费用支出目标。社会保障部确保对所有社会保障组织的监督，并参与补充医疗保险组织的监督。

2.1.4 研究评估和统计局

研究评估和统计局（DRESS）提供对财务、社会事务、健康、劳工及就业的监督观察，专业评估它们的组织行为和环境，是公共统计服务的一部分。研究评估和统计局还负责提供卫生账户和社会保护账户的综合报告，分析社会政策的结构效应。

2.1.5 社会事务总监察局

社会事务总监察局（IGAS）是一个监督和评估卫生部门的机构，可以接触任何公共资金、社会保障基金、欧盟或公共机构支持的组织或管理机构，还参与社会保护、社会行动、工作和职业培训领域的监管。

2.1.6 区域卫生机构

长期以来，国家在卫生事务方面的行动由卫生部各服务部门执行。近年来的连续改革显示，地区在卫生组织方面的权力逐渐增加。相对于传统的权力下放的卫生行政系统管理模式，新的改革力求通过建立区域卫生机构（ARS）来分散卫生部门的权力。区域卫生机构的创建代表行政管理组织的三大显著变化：统一简化的区域公共卫生服务系统，实现全民健康的卫生方针，将卫生服务限定在一个服务区域内的战略目标。

区域卫生机构的主要任务涉及门诊、医院和医疗社会部门的公共卫生管理和健康供应管理。除此之外，还负责执行公共卫生政策，并与职业卫生、校园健康以及妇幼保健领域的主管当局联络。区域卫生机构负责组织健康监测、观察该地区的健康状况、收集和处理卫生事件报告，因此有助于组织应对卫生突发事件和管理健康危机状况。区域卫生机构每年执行控制卫生规则的方案，负责制定并具体实施健康促进和疾病预防方案。

区域卫生机构的另一个重要任务是规范、引导、组织和提供医疗服务（医院和门诊服务），有助于评估卫生专业人员，照护居家养老人员和残疾人士，或者对照顾者的日常行为进行培训以及实施家庭援助；负责审批下属卫生机构、养老院面向老年人和残疾人的服务和活动，进行机构运作控制和资源管理，确保提供的医疗保健服务符合人群的健康需求；帮助卫生专业人员实施独立从业、提供协助服务，监控卫生服务的质量和安全、医疗产品分发和使用，支持社会化医疗服务；确保为处于不稳定或排斥状态的个人提供医疗保健和社会心理疏导服务；定义并规范监狱环境中的医疗需求。

法国大陆共有18个区域卫生机构，另外有4个区域卫生机构位于科西嘉和海外，各部门还设立了地区管理机构。区域卫生机构是行政性的国家公共机构，受到负责卫生、健康保险、老年人和残疾人事务部的监督。每个机构都负责组织区域健康和自治会议，这是一个特别代表地方当局、用户和协会的咨询机构。会议负责汇总各方意见，以确定该机构在其专业领域的目标和行动。区域卫生机构的行动由社会事务部部长主持下的国家指导委员会所领导。

每个大区的战略规划都是以 10 年为基准,大区内各个区域卫生发展计划的设定则以 5 年为基准。强调在多学科和地域背景下,促进初级保健和医疗保健课程结构化。通常除了制定的编程工具、与卫生机构订立合同的协调和规划政策之外,区域卫生机构可以使用的干预手段特别是金融手段相当有限。区域干预基金就是他们自己的资源。预防资金不仅有限,而且还有多个出资者。卫生专业人员的报酬模式和水平超出他们的控制范围,医疗机构和结构的大部分融资情况也是如此。

在地方层面,除区域卫生机构的行动之外,地方当局(政府、卫生机构和社会服务部门)的作用和地点仍然有限且相对模糊,具体任务很少,并且任务分配不协调。

2.1.7 高级公共卫生委员会

高级公共卫生委员会具有定义和评估公共卫生政策和计划、为全国卫生大会提供有关健康问题的咨询功能,它由卫生专业人员、卫生机构和机构代表、区域卫生和自治会议代表、用户代表、研究机构、卫生产品行业、健康保险机构和合格人士构成。在制定公共卫生政策目标的法案时必须征求意见,就政府计划和方案提出意见和建议。协助组织关于健康问题的公共辩论。根据各区域会议的报告,编制关于尊重卫生系统用户权益的年度报告。区域健康和自治会议作为参与性论坛,讨论区域的健康状况,并帮助确定区域健康项目的目标。

2.1.8 某些培训和研究机构

一些培训和研究机构进行知识传播和医疗系统的正常运作。例如,公共卫生学院(EHESP)主要在卫生领域对一些掌握行政权力、行使检查和控制等管理职能、隶属于国家政府部门或社会医疗服务机构的相关医务人员提供培训。同时,提供公共卫生方面的高等教育,负责公共卫生研究和社会保障部门管理的培训。公共卫生学院在研究领域主要包括两个机构——专门从事医学研究工作的国家健康与医学研究院(INSERM)和法国国家研究署(ANR)。其中,法国国家研究署是专门为公共或私人项目提供资金支持的机构,所支持的研究项目涉及艾滋病和肝炎(ANRS)等。

2.2 卫生机构的监管

近几十年来,无论是转移政府权力,还是扩大公共卫生的服务范围,法国的卫生管理工作已得到加强。为了提高健康干预能力,除了中央和下属行政机构之外,法国还创建了其他几个卫生机构,这些机构在特定领域担负着特定的责任,对重要的人力和财力资源进行配置。法国政府在这些机构的运行中起着重要的作用,如进行监督、制定目标、确立任务等。这些机构包含法国公共卫生服务局,国家药品和健康产品安全局,国家食品安全、环境和劳动卫生署,核辐射防护与核安全研究院,法国血液研究所,生物医学局,国家癌症研究所,卫生产品经济委员会,国家卫生和医疗社会机构的绩效支持机构,信息和医院信息技术局,高等卫生局,国家医疗保险基金。

2.2.1　法国公共卫生服务局

法国公共卫生服务局担负着流行病学监测的责任,负责调查公共卫生事件起源、规模和后果,进行健康预警、提出建议,以减少此类事件的发生。当卫生系统的资源特别是医院后勤与实际需求出现不匹配的情况时,公共卫生服务局会对整个卫生系统提出警告,并发动管理健康危机行动。因此,该机构具有管理备用卫生产品的库存、训练公共卫生人员管理能力的职能。在监督方面,该机构与欧洲疾病预防与控制中心(ECDC)密切合作。另外,该机构还经常采用健康知识传播、健康咨询等方式进行公共卫生事件的干预。法国公共卫生服务局必须实施国家公共卫生计划,并确保在法国全境开展健康教育。

2.2.2　国家药品和健康产品安全局

国家药品和健康产品安全局(ANSM)负责对所有用于人类的健康相关产品(包括药物、不稳定血液制品、器官、组织、人类细胞或动物、基因和细胞治疗产品、生物材料、医疗设备及实验室试剂等)以及化妆品进行检测,并围绕产品生命周期进行评估和描述。国家药品和健康产品安全局在进行产品测试时,会对产品的利益和风险,以及制造、营销、服务、销售、进口、出口、广告等进行评价,设定产品生产和使用范围。

国家药品和健康产品安全局的职能相对广泛,具体包括:从事一些与医疗相关的专业活动,涉及医疗活动的监测、评价、警告以及提供专家意见和建议等;承担决策责任,为欧洲医疗机构(如欧洲药品管理局(EMA))医药产品的授权提供专业决策;负责药品检验及其生产、销售的控制;行使涉及医药产品的法定管理权限,如停牌、限制或禁止使用等。国家药品和健康产品安全局的主要任务是推动产品创新,确保产品的安全性,并将相关信息告知医疗卫生专业人员和涉及这些产品的市民。针对每种产品呈现的潜在健康风险(如药物、血液等产品的毒性等)进行警示,并将发现的问题尽快向相关机构报告。

2.2.3　国家食品安全、环境和劳动卫生署

2010年7月1日,法国成立了国家食品安全、环境和劳动卫生署(ANSES),这是一个涉及食品、环境、劳动、动物卫生和福利、植物卫生领域的科研机构。国家食品安全、环境和劳动卫生署的中心任务是开展多学科的独立科研活动,以评估卫生风险和向主管部门提供保护公众健康安全的相应措施。

作为公立行政机构,国家食品安全、环境和劳动卫生署受卫生部、农业部、环境部、劳动部和消费者事务部的共同领导,它拥有1个理事会和5个有社会代表参加的课题指导委员会。同时,借助学术委员会的专长,确保其科研活动的高质量和独立性。

国家食品安全、环境和劳动卫生署需要对所有风险(包括微生物风险、物理风险或化学风险)情况予以掌握,这些风险通常来自多个方面,如职业、交通、娱乐等。因此,国家食品安全、环境和劳动卫生署对医疗卫生风险的把控,实质上是基于其监控、鉴定、参考以专

家团体开展的涵盖多学科的独立科研活动,并充分考虑涉及社会经济因素的医疗卫生风险。

在法国,国家食品安全、环境和劳动卫生署是公认的监管食品、环境、劳动、动物卫生和福利、植物卫生领域的权威机构,与众多其他相关机构形成紧密的合作关系,并积极参与法国、欧洲及国际间的医疗卫生科研活动。正因为国家食品安全、环境和劳动卫生署的存在,法国拥有了欧洲实力最为雄厚的卫生安全机构。

2.2.4 核辐射防护与核安全研究院

核辐射防护与核安全研究院(ISRN)是一个专门从事核与辐射风险评估和研究的公共事业机构,为工业中使用的所有与电离辐射相关的风险提供公共专业知识宣传和医药研发支持。在法国,涉及核辐射的事务则是由独立的行政机构——核安全局(ASN)负责。

2.2.5 法国血液研究所

法国血液研究所(EFS)主要负责组织血液、血浆、血小板、骨髓和胎盘血液的捐献,管理全国各地血液制品的收集、加工、资格认证和分配等。

2.2.6 生物医学局

生物医学局(ABM)服务的领域包括:器官、组织和造血干细胞的采集、移植,辅助生殖的临床和生物学活动,产前诊断活动,植入前诊断活动,以及人类胚胎干细胞和人类胚胎的遗传和研究活动,它是这些问题在医疗、科学、法律和道德方面的权威。生物医学局必须协调、监督、评估和控制相应的医疗和生物活动,并确保其透明度,参与制定有关这些医疗活动的条例;负责颁发胚胎和胚胎细胞的体外研究授权,以及用于研究目的的胚胎干细胞的保存授权;负责审批与第三国交换生殖细胞和胚胎干细胞进行研究的事务;负责颁发来自多学科产前诊断中心和植入前诊断中心的授权,并负责批准进行医学辅助生育、产前诊断和植入前诊断的从业人员;同时管理等待移植的患者名单,并确立分配和移植分配的规则。负责促进捐献器官、组织和细胞以及捐赠配子,负责跟踪捐助者的健康状况。

2.2.7 国家癌症研究所

国家癌症研究所(INCa)负责对抗癌症的组织协调工作,它汇集了国家、大型癌症控制协会、医疗保险基金、研究机构和医院联合会的资源。主要负责以下5项工作。

(1)观察和评估癌症控制系统。

(2)为从事肿瘤学的机构和医疗保健专业人员界定良好实践和认证标准的标准。

(3)为专业人士和公众提供信息和培训。

(4)资助研究。

(5)推动以癌症病理为中心的流行病学调查、疾病预防和筛查行动。

国家癌症研究所着力于横向联合,在汇集研究人员、医生和病人代表方面具有重要作用。

2.2.8 卫生产品经济委员会

卫生产品经济委员会(CEPS)主要负责确定强制性健康保险所涵盖的药品价格和个人使用医疗设备的税费,这也是法国市场金融监管的一部分。

2.2.9 国家卫生和医疗社会机构的绩效支持机构

国家卫生和医疗社会机构的绩效支持机构(ANAP)主要负责促进医院系统的现代化建设,支持卫生和医疗社会机构的发展,并负责与区域卫生机构对接,为专业评估人员创建医院绩效评估的各类指标和分析工具。

2.2.10 医院信息技术局

1. 相关信息的内容

医院信息技术局(ATIH)提供所有公立医院和私立机构的相关住院信息,具体包括以下4个内容。

(1) 医疗信息的收集、托管和分析,包括组织和护理质量、人力资源配置,以及涉及医疗的经济活动和财务状况等。

(2) 负责机构筹资机制的技术管理,如计算年度医院费用、医疗资源分配等。

(3) 实现设施费用研究,如将每年医院费用公布出来作为设定费率的参考等。

(4) 发展和维护健康分类标准,如国际疾病分类(ICD)、医疗程序的通用分类(ACPC)等。

医院信息技术局主要介入医院活动的4个领域:住院治疗和手术、短期住院护理活动(MCO)、家庭住院治疗以及后续护理和康复(SSR)、精神病学。目前国家卫生数据系统正在重新设计,包含门诊医疗的医疗行政数据,医疗计划中目前由医院信息技术局管理的医疗活动当量评价系统(PMSI),由国家健康与医学研究院管理死亡原因统计数据,这些数据需要汇总合并。除了汇总合并之外,其目标是不再把这些数据仅仅用于资金管理或控制,而是为了获取知识、信息和扩大访问范围。

2. 相关信息的应用

相关信息主要用于以下6个领域。

(1) 关于医疗、健康、护理的公共信息。

(2) 健康和保护政策的定义、实施和评估。

(3) 了解医疗保险和医疗社会支出的费用。

(4) 专业人员的信息、健康和医疗等社会机构的活动情况。

(5) 健康监测和安全。

(6) 健康、医疗、社会护理领域的研究、评估和创新。

2.2.11 高等卫生局

在主要卫生机构中,高等卫生局(HAS)比较特殊,它是独立于法国卫生部管理的公共权力机构。高等卫生局具有很强的科学性质,是随着循证医学的发展和通过调节医疗卫生质量来保障医疗卫生体系高水平运作的。例如,制定医生良好行为标准、对医院进行认证、提供公共信息,从而确保医疗质量和医疗安全;还从医疗和经济两个角度来评估医疗产品、行为、服务和技术,以期确定合理的医疗保险报销流程和报销条件。

2.2.12 国家医疗保险基金

国家医疗保险基金(CNAMTS)与所有上述机构一样,在承担对卫生系统的组织、管理和正常运作任务的同时,还参与医疗保险的组织与管理。法国议会每年通过社会保障筹资法制定强制性计划,确定医疗保险的收支情况,并确定国家医疗保险支出目标(ONDAM)。医疗保险基金参与政府在医院和城市医学部门设定的医疗保险费用指标的制定。

医疗保险基金,特别是国家医疗保险基金的主要作用是为各种保险计划提供资助,包括疾病、生育、死亡、职业事故和职业病等。在地方一级,这些政策确保被保险人的登记和护理单据的正确处理,并同时推动偿还或以现金支付的改革(如每日津贴等)。国家医疗保险基金联盟(UNCAM)负责管理与城市卫生专业人员的关系,与其工会代表签署协议。国家医疗保险基金负责预防和健康教育,如健康检查、有针对性的筛查行动等。另外,作为各种风险管理计划的一部分,它还参与卫生系统的医疗和经济管理过程。

2.3 法国的国家健康战略

国家健康战略是法国卫生政策的框架,是由政府界定、基于高级公共卫生委员会关于人口健康状况和主要健康危险因素的分析报告,制定可能的行动策略。

在法国不同阶层间的健康状况分布很不均匀,表现为 35 岁时预期寿命的差异:男性工人就业者和高级管理人员 35 岁时的平均预期寿命相差 6.4 年,女性工作人员和高级管理人员平均相差 3.2 年。在 2015 年,法国男性和女性 35 岁时的预期寿命差距为 6.1 年。国家主导的卫生政策旨在提高生活条件,改善人口的健康状况,减少社会阶层、区域和性别间的不平等,并确保最佳的卫生安全状况,民众有效获得预防和护理服务。

国家健康战略也是经济和金融框架的一部分,是由政府根据公共财政制定的长期经济复苏计划的重要手段,有助于提高卫生系统的整体运行效率,推动卫生系统改革,保证医疗卫生支出的可持续性。同时,国家卫生战略保障维持医疗卫生条件,为所有人提供优质医护服务。

1. 法国主要卫生政策

法国的主要卫生政策特别包括以下 9 项内容。

(1) 监测和观察人口的健康状况,并确定其主要危险因素。

(2) 促进健康,尤其是母亲和儿童的健康。

(3) 在整个生命周期中,预防集体和个人疾病、疼痛、创伤和残疾。

（4）通过行为者的协调，保证人口照顾连续性保健课程。

（5）通过社会保护制度，共同关注疾病、事故和残疾后的财务和社会后果。

（6）准备和响应健康危机和预警（如流行病、环境风险等）。

（7）制定、传播、开发和实施有用的知识。

（8）促进卫生领域的培训、研究和创新活动。

（9）直接或通过社团参与有关健康问题和健康风险公共辩论的人口信息及其参与情况。

2. 法国国家健康战略实施政策（2018—2022 年）

在 2018—2022 年间，法国国家健康战略实施政策主要有以下 4 个方面。

（1）强调所有环境中的健康促进和预防。

（2）减少不同阶层和地区间的健康不平等。

（3）保证护理病人的质量、安全和相关性。

（4）创新改变系统组织，重申用户的作用。

3. 法国国家健康战略行动纲要

法国国家健康战略行动纲要如下：

（1）启动所有公共政策，协调一致、以跨部门协作的方式为健康服务。

（2）制定针对所有人群的健康行动策略，即设定"导向"和媒介机制，增加信息透明度，强化人群对营养健康的接受能力。

（3）根据每个地区的特殊性制定适应性行动战略（城市、农村、山区、高季节性地区、边疆地区的行动政策）。

（4）简化监管框架，为该领域的参与者提供更大的灵活性。

（5）所有利益相关者参与决策（用户、地方和国家的民选官员、协会、企业、专家代表和健康者）。

（6）在所有机构和专业人士中，建立透明、独立和预防利益冲突的文化。

（7）建立最佳实用性数据分析系统，包括人类健康和环境数据，从而对未来的行动做出政策评估。

（8）提升对健康影响研究的专业知识。

4. 法国国家健康战略主要概念

在法国国家健康战略中，对主要概念的定义如下：

（1）健康促进。健康促进行动的基础是所有公共政策的融合，促进个人技能的发展，创造有利于身体健康的社会和经济环境。健康促进旨在通过疾病预防和健康教育的手段，使目标人群自觉采取健康行为。

（2）预防措施。预防措施包括针对所有危险因素采取措施（一级预防），发病期阻止病程进展、防止蔓延或减缓发展（二级预防），以及防止病情恶化、减少疾病不良作用、防止复发转移的措施（三级预防）。

（3）健康教育。通过有计划、有组织、有系统的社会健康教育活动，使人们自觉地采纳有益于健康的行为和生活方式，消除或减轻影响健康的危险因素，预防疾病，促进健康，提高生活质量。

（4）健康决定因素。健康决定因素是影响一个人健康状况的所有因素，可以是个人的、环境的、社会的和经济的。除了影响受排斥人群或弱势群体的具体问题之外，世界卫生组织（WHO）在 2009 年表明，健康状况因个人在社会结构中的地位而有所差异。这些健康方面的社会不平等是由于人们出生、成长、生活、工作环境和年龄差异造成的，也取决于人们的健康素养水平及所患疾病状况。

5. 法国国家健康战略优先行动领域

法国国家健康战略确定了以下 11 个优先行动领域。

（1）促进健康的行为。

（2）促进健康的生活和工作条件，控制环境风险。

（3）建立卫生系统的预防工具。

（4）消除阻碍卫生系统发展的社会和经济障碍。

（5）保证在全国各地医疗保健服务的可获得性。

（6）调整区域医疗健康供应的分布，以满足人民新的医疗需求。

（7）建立与医疗质量相关的文化。

（8）关心照护服务提供者。

（9）支持科研和创新。

（10）强调患者在就医过程中的地位。

（11）加强与欧洲及世界各国的交流与合作。

2.3.1 促进健康的个人行为

（1）促进健康与营养的饮食，重视疾病及老年人营养不良的预防。重点强调在所有年龄段促进定期体育活动（每天 30 分钟）。

（2）政府已实施的系列政策包括：①防止成瘾行为（特别是针对儿童和青少年）；②减少烟草、酒精和合法精神药物的使用，如提高门槛准入，特别是防止在公共场所使用，支持关机程序（支持替代疗法），针对弱势群体（青年、孕妇、无家可归的人、监狱中的人）采取措施；③加强道路驾驶危险的预防（进一步限速、打击酒精或麻醉品的消费、禁止驾驶时打电话等行为）。

（3）在性健康教育领域，目标是采取综合措施以改善性健康和生殖健康，包括降低性传播疾病的发病率，努力消除性健康和生殖健康疾病。到 2030 年，艾滋病疫情将大幅度减少。避免 15～24 岁年轻人的非计划妊娠，通过健康筛查的方式来了解人群特征，确保锁定人群能够获得不同的避孕方法，从而终止非正常妊娠。

（4）预防政策同时适用于失能人群，提出预防营养不良、社会隔离和抑郁。预防医源性疾病和预防老年人跌倒，提高环境适应及家庭照护的相应措施。其他预防领域包括：①通过公共信息传播，促进个人和集体卫生行为（如洗手、清洁食物场所等）；②改善部分住宅的安全性。

2.3.2 公众对环境的干预

公众对环境的干预主要体现在 3 个方面。

（1）促进职业健康和建立专业的预防文化，以减少职业有害因素的接触频率和努力降低某些疾病的严重程度（特别是关于化学品和肌肉骨骼疾病）。

（2）减少人群与暴露于外部污染和有害物质的接触程度，防止空气污染、食物中的污染物、水中的农药及噪声等。

（3）通过公共卫生措施，加强蚊媒传播疾病的预防。

2.3.3 卫生系统的预防工具

卫生系统的预防工具由 4 个部分组成。

（1）通过将强制接种疫苗从 3 种扩大到 11 种（包括白喉、破伤风和脊髓灰质炎、百日咳、麻疹、腮腺炎、风疹、B 型流感嗜血杆菌、脑膜炎球菌 C、肺炎球菌和乙型肝炎），加强疫苗接种保护。

（2）到 2020 年，减少 25% 的抗生素消费。

（3）加强对主要慢性病（宫颈癌、结直肠癌、乳腺癌、心血管疾病和神经退行性疾病）的医疗护理服务和预防。

（4）进一步改善糖尿病并发症和终末期肾功能衰竭的预防。

2.3.4 通过获得就医权利来减少社会不平等现象

减少社会不平等现象，首先要加强对社会权利的使用和扩大健康覆盖范围，保护弱势群体的权利，简化行政程序，防止部分卫生人员对卫生资源的不合理应用。对医疗、社会医疗服务提供者和社会接待，以及福利部门的多元化服务提供者进行分区管理。通过公共干预政策，防止患者、伤员和事故受害者及其照顾者的职业和社会解体。

通过界定一揽子基本医疗服务来限制义齿和助听器的自付医疗费用，并限定服务价格，同时协调医疗保险和商业保险之间的互补行为。

2.3.5 降低国家地区之间医疗资源的不平等

国家采取以下措施来减少全国范围内医疗护理活动的不平等现象。

（1）通过重新设置专业人员之间的任务分配，来加强某些地区的医疗和护理服务提供。

（2）减轻医疗人员的行政工作负担，让他们专注于临床工作。

（3）推进医疗信息化，特别是在农村地区。

（4）发展信息系统的共享互通，创建全民医疗档案。

（5）促进使用数字技术，为患者更好地提供服务。

（6）为卫生专业人员和医务社会工作者提供信息系统支持服务，以促进他们与患者之间的实时交流。

（7）提高某些地区在全球空间规划政策中的吸引力。

（8）发展巡回卫生服务，特别是在农村地区。

2.3.6 加大协作的健康供应

通过扩大初级保健网络，以提高医疗服务质量并强化服务提供的连续性。在此方面，政府通过由初级保健团队、健康中心以及综合保健服务中心协调合作，使得医疗以及相关从业人员能够围绕患者的护理过程进行协调与合作，从而改变服务供给，并通过改变筹资方式来提升服务质量。

例如，政府目前正在进行的医院重组措施，正是为了提高卫生系统服务供给相关性和连续性而进行的改革措施。为了达到此目的，国家高等医院管理局在每个地区设立了健康服务信息平台，以综合调配医疗技术与服务资源，使得此区域人群能够就近享受高质量的医护服务。

信息平台的建立主要基于以下 5 个方面。

（1）在生活区（家、养老院）提供医疗照护。

（2）为门诊病人向家庭转移的后续治疗方案和传统住院治疗的替代方案提供建议。

（3）加速建立地区医院组织。

（4）改变筹资方式，通过一次性总额预算的模式为综合健康服务中心提供拨款。通过考核服务中心的总体绩效对其进行激励，从而保证医疗服务质量和服务提供的连续性。

（5）制定医疗服务机构和医务人员共同的财务激励措施，以促进医疗服务供给的流畅性。

在精神卫生政策方面，政府主张采取更加横向的方法，即通过加强精神卫生健康促进来预防精神障碍，通过发展早期识别技术来增强护理和治疗教育的可获得性。新的精神卫生政策更侧重于心理康复，更好地协调社会医学和社会支持，加强培训和研究。对抗自卑情绪，防止自杀，对第一次尝试自杀的人加强后续康复和陪同。

2.3.7 建立质量和绩效文化

在医疗服务质量和绩效评估方面，除了对住院治疗服务质量进行评估之外，考核还涉及对患者的处方、行为观察和定期的资格认证等领域。这些考核都与绩效和个人激励相关。

2.3.8 关心执业人员的职业和身心健康

医务从业人员的终身教育将逐步发生变化（更多向从业人员之间的实践交流过渡）。除了在整个职业生涯中实行持续专业发展的现行制度之外，正在确定对职业技能再认证的模式。保健专业人员的工作和生活质量也受到特别关注，其中包括发现和处理早期倦怠综合征。

2.3.9 支持研究和创新

提高系统的质量和安全性，需要进行科学研究和创新知识开发，因此，新的卫生战略将会通过加强公共卫生、初级保健、创新组织以及生物医学研究来进行。与此同时,医疗信息现代化也必须相应得到发展。新的卫生战略除了医疗档案共享、对数字解决方案的研究和地域实验的支持之外,还有一个问题是赞成提供临床决策支持系统,为患者进行治疗性教育开发个性化数字服务,以及支持对培训专业人员模拟工具的开发和应用。

2.3.10　重申患者在卫生系统中的角色

国家卫生战略重申患者在医疗服务提供过程中的角色,并希望加强其在该系统治理中的作用。因此,公共卫生信息服务向患者宣传他们的权利,向他们通报系统的质量,并指导他们浏览系统。让患者作为医疗服务的参与者,了解关于健康和护理的决定,以及质量指标的定义,参与公共辩论。对患者的监督和举报行为进行奖励。

2.3.11　向欧洲和国际层面延伸

在欧洲制定卫生政策是会员国的责任。欧盟正在通过建立健康产品和服务的统一市场采取行动,正在与成员国合作制定共同标准(用于药品、医疗设备、在线医疗以及跨境护理等),法国将继续在这些领域发挥积极作用。在国际事务方面,法国致力于全面实现联合国大会在 2015 年通过的 2030 年可持续发展目标。针对国家卫生战略,一方面由国家制定专题计划并实施,另一方面各个地区也将因地制宜地实施区域卫生项目。

3 法国医疗卫生体系的历史与变革

雷萍

    法国的医疗机构始建于公元 4 世纪和 5 世纪,由天主教神职人员主持创建,专门用于为患者尤其是穷人提供服务。1662 年,路易十四要求在每个重要的城市创建一家医疗机构和一个收容所。到了 1796 年法国大革命期间,医院为各地区市政府所有。直到 1941 年,这些医疗机构才被国有化。

    在法兰西第五共和国时期,法国医院得到重大发展。在 1789—1958 年间,有 4 项改革标志着医院和收容所的法律地位得到确认。在此之后有 10 项重大改革对医院的组织进行重大调整。第五共和国期间的医疗改革,在政治、经济、文化和社会生活的许多方面,确保公立医院的服务与医疗技术进步需要相适应,同时兼顾了卫生支出。

    本章将从历史和监管两个角度介绍法国医疗改革的内容。

3.1 医院起源与发展的重要足迹

    公元 4 世纪到 5 世纪之间,最初由基督教徒创建了医院,他们受到了神职人员的鼓励。用于接待、容纳前往波斯特拉途中遭遇不幸的患者、老年人或朝圣者的房屋不断出现。随后这类医院机构越来越多地受到当时王权的关注。公元 12 世纪及以后,王室在城市的郊区创建了专门的麻风病治疗和隔离机构。例如,在路易七世(1120—1180 年)时期,此类治疗和隔离机构已经达到 2 000 多个。

    1260 年,路易九世圣·路易创办针对 15～20 岁人群的临终关怀医院。

    1515—1547 年,在弗朗西斯一世期间,王室设立贫困人口管理办公室,其任务是协调王国医院的活动,并赋予皇家御医队医院管理权。

    1551 年,亨利二世引入社区税以重新平衡医院账户,并开始关注穷人的权利。

    1648 年,创立圣文森特德保罗儿童基金会。

    1662 年,路易十四要求在每个重要的城市创建一家医疗机构和一个收容所,并将穷人、老人、流浪者、孤儿和妓女保护起来。

    1670 年,路易十四创建战争荣军院。

    1784 年,路易十六的一位部长内克尔在其著作中专门写了关于医院的一章"法国财政的管理"，阐述了当时法国已经拥有 700 家医院、约 100 家由私人创立的 3～4 张病床的机构。

1778 年，国家开始关注精神健康。根据狄德罗在《大百科全书》中的记载，"为防止痛苦而努力工作，比建立避难所更为重要"。

1788 年，提出医院管理的概念。外科医生雅克·特隆在巴黎的医院发表他的回忆录，写下："医院是衡量一个民族文明程度的一种方式。"

1789—1791 年，医院由教会体系向资本主义体系变迁。革命党人通过由拉罗什福科德莱恩库尔主持的乞讨委员会召开有关关闭医院的会议，来确认他们反对乞讨的计划。

1790 年，医院从宗教教会中消失。1794 年的梅西多法令将医院国有化。

1796 年，医院开始由各地市政府进行管理。

1838 年，国家第一家精神病收容所建立。

1851 年，医院具有自主权，私人机构得到承认。

1941 年，医院国有化开始。

1958 年，大学医院进行改革。

1960 年，医院精神病部门开始设立。

1970 年，成为医院管理系统的第一个里程碑。

1991 年，医院进行规划。

1996 年，国家区域化和卫生设施重新配置。

2002 年，法国政府开始关注患者的权利，产生了与医疗权力的对抗。

2005 年，医院采用新的治理模式。

2007 年，实施"2007 医院计划"。

2009 年，出台医院-地区-患者健康法案（HPST）。

2012 年，实施医院重建计划

2016 年，形成卫生系统现代化法律体系。

3.2　1796—1930 年的医院市政化

第十六届萄月五年法（1796 年 10 月 7 日），规定医院由市政府进行管理。法案有下列 3 项要求。

（1）每个市政管理局负责监督其行政区内建立的病人收容所。由居住在州内的 5 位公民组成的委员会管理收容所，委员会由一名主席和一名秘书长领导，委员会主席必须由市长担任。

（2）医院的物业管理留给收容所，其已售出的物业财产与物品一起被国家财产取代。

（3）医院的管理与其所在地的市政府相关联。医院管理委员会每 3 个月向市政府报告一次，然后市政部门将这些报告转交给国家行政部门。

财务管理者必须是依据 1722 年法律注册的财务会计师，该法律主张权力授予人员与会计师分离。1796 年 10 月 7 日这条法则因为政治制度进行了修改,制度本身没有发生根本性的变化。

在 1806 年 1 月 17 日颁布的国务委员会意见和 1806 年 11 月 3 日颁布的通告中规定,未经明确规定,没有法律认可,任何医院或私人医疗机构不得成立。

3.2.1　1838 年世界首部《精神卫生法》

1838 年法国颁布了世界上第一部《精神卫生法》,其内容包括精神病患者与罪犯的区别、对精神病患者的人道处理、精神病患者治疗设施的管理义务等,这部法律强调保护精神病患者的权益和财产,不得非法拘禁精神病患者。许多精神疾病患者身上的铁链和枷锁被除掉,住入收容所或精神病医院。

3.2.2　1839 年颁布精神病患者收容机构管理办法

1839 年 12 月 18 日颁布《精神病患者收容机构管理办法》,通过在公共机构建立专门的精神病患者避难所。这些公共机构由国家内政部部长以及各部门主管领导,并由机构负责人在联合委员会的监督下进行管理,主任医师的职位也由此被推选出来。医院院长和医生是由内政部部长或省长任命的,财务长和法治者由州长任命。因此,医院的管理与中央政府密切相关。

3.2.3　1851 年医院自治和对私人机构的认可

1851 年 8 月 7 日法令明确,在独立机构中设立隶属于所在地医院的临终关怀医院。法令中有以下 5 项规定。

(1) 没有资源的患者可以在任何医疗机构就医,患者的住院权不再是由医院或临终关怀医院决定。每日住院费用由患者提前支付。

(2) 医院和临终关怀机构成为具有法人资格的独立机构,也就是说,有权拥有自己的资产、预算,并在法庭上采取必要的行动。这些公共机构不再依赖其设立地的市政府,但这些机构审议会议通过的结果仍必须获得市议会和部门主管的批准。

(3) 医院行政委员会权力增加,从一个监督机构转变成为管理机构。它的组成仍然是 5 名成员加上当地市镇的市长。一些机构在明确授权下可以拥有更多的成员,如里昂的国民总院。

(4) 行政委员会负责直接管理它们经营的机构,院内服务完全由医院的相邻医疗机构提供。

(5) 修改了 1806 年 1 月 17 日国务委员会的意见,承认私营机构。允许没有临终关怀医院或医院的市政当局与私人医疗机构合作。

3.3　1930—1945 年开始医院国有化

在 1930—1944 年的这 15 年期间,第三共和国政府倡议颁布了大量法令,并普遍得到了有效实施。社会保险和共同主义运动的发展表明,需要对公立医院的立法和行政状况进行深刻变革。这是第一次出现护理权的概念,由此使所有人都可以进入保健机构。

1930 年 4 月 30 日法令修改后诞生的社会保险规定,医院向所有社会阶层开放,包括向非贫困人群开放。这改变了医院的组织和运作,由国家接管对医院的控制,由省长或部长负责医院管理,而不再是由行政委员会主席负责。

(1)医院的管理者由国家代表担任。除了任命属于部长或省长的医务人员之外,院长有全体职员的任命权。

(2)承认区域医院中心、医院、医院临终关怀机构的分类。

(3)为了在良好条件下接受自费或者通过第三方支付社会保险机构支付费用的患者,医院有权建立所谓的"开放式临床"诊疗机构,允许自由执业医生在私人诊所向住院患者直接收费。

行政委员会由医院所在地市政府市议会的大多数代表组成,市长担任医院院长并负责组建医疗咨询委员会。直到 1945 年,新的法令规定在行政委员会内纳入一个社会保障基金的代表。1945 年 10 月,戴高乐政府仿照德国模式建立了社会医疗保险系统,主要解决就业人口及其家属的医疗经济负担。

3.3.1 1958 年的大学医院改革

1. 医院改革热潮的兴起

1958 年 5 月,第五共和国的第一个政府根据议会授权的条例进行立法。在那个特殊的时期,在国家还没有进行庞大的财政投资之前,医院的法律结构有机会进行调整。

1958 年 12 月连续颁布 3 道法令,掀起了一轮真正的医院改革热潮。

(1)1958 年 12 月 11 日关于医院改革的第 58-1198 号条例。

(2)1958 年 12 月 13 日有关卫生设备的第 59-1199 号条例。

(3)1958 年 12 月 30 日关于大学医院改革的第 58-1370 号法令。

这项改革是由一个新机构——地区大学医院(CHRU)主导,联合地区中心医院(CHR)和医学院,以确保医生和教授在医院工作期间有充足的时间承担教学任务。这些立法改革了医疗服务提供体系,将医院分为 4 级 6 类,分别为大区大学医院、大区医院、中心医院、基层医院(包括社区医院、农村医院和护理院);强化了中央和医院院长的权力,卫生部负责任命和考核院长,院长负责医院日常运行和财务管理,医院管理委员会决策并购和资产处理,地方市长负责审核预算。1970 年颁布的法律进一步完善了医院管理体系,开展区域卫生规划,组建医院集团整合资源。地方政府对医院的控制权力逐渐下降,以便在更大的区域内进行资源整合。

2. 医院改革的具体内容

1958 年 12 月 11 日第 58-1198 号条例与同一天颁布的第 58-1201 号类似,都是关于医院改革,其中包括国家医疗机构的重新设置,以及国家医院相关政策的控制与实施。具体包括以下 5 项内容。

（1）由国家医院设备委员会确定法国卫生设备的库存清单及数量,并就医院的创建、改造和搬迁以及国家医院现代化规划进行管理。

（2）成立一个更高级别的医院管理理事会。

（3）行政委员会从 7 人扩大到 9 人,其中只有 3 名市政委员会的代表。

（4）市长的权力扩大到对 200 张床位以下医院的审核和预算。

（5）大学医院必须创建在法国的公立医院,阻止教学医院的半私有化结构。

其中,以儿科教授罗伯特·德佩为代表的专家在此次改革中发挥了很大作用。这项改革迫使地区大学医院的医生全力投入到临床、教学和研究工作中。

1958 年 12 月 13 日关于协调卫生设备的第 59 - 1199 号条例主要涉及医疗体系和机构的重组,重新分配医院和医生资源,以确保各地患者更容易获得医疗资源、接受救治。

3.3.2 1960 年开展精神疾病防治

自 1945 年开始,随着精神疾病防治白皮书的出现,精神病护理以新的方式让公共部门参与其中。

在 1960 年 3 月 15 日关于各部门针对精神疾病的医疗机构和设备方案的通知中,要求精神病医院分地域接收男女患者,医疗团队和护理人员在患者的生活地点跟踪患者,并在必要时进行工作。1960 年的这份通告标志着精神病护理的一个重要转折点。

3.4 1970—1991 年以医院为中心的系统

3.4.1 1970 年医院系统的第一个里程碑

尽管保留了医院的地方特色,但是 1958 年的法令弱化了地方政府与医疗机构之间的关系,尤其是管理组织与行政机关之间的联系。在立法和监管改革过程中,权力下放存在模糊,医院管理政权逐步向中央以及院长集中。与此同时,从 1960 年到 1970 年,法国经历了非常罕见的经济增长,医院是这一经济繁荣时期的受益者之一。

1970 年颁布的法律进一步完善了医院管理体系,开展区域卫生规划,组建医院集团整合资源。法律定义的医院服务系统考虑住院两个领域,公共部门在医学领域占绝大多数,私营部门在手术和产科中非常重要。地方政府对医院的控制权力逐渐下降,以便在更大的区域内进行资源整合。

此法令引入第一张医保卡,该卡只能在医院之间使用。主要目的是为了自由执业医疗部门不会因为医保卡的导入而成为它们自由执业的障碍。医保覆盖的医疗地域必须标识所有病床和大型医疗设备,以控制医院和诊所的创建、改造或延期请求。国家以 8 万名居民为单位进行区域卫生部门划分,在每个地域卫生中心建立标准化的诊疗技术平台,即放射科、手术室和医学分析实验室。

此法令的目标是创造不相互重叠的庞大的公共卫生服务系统,其中包括公立医院和私人机构的资源整合,希望根据医疗条件和设备条件决定对患者的开放程度;私立营利机构可以通过签署特许服务合同与公立医院进行合作,取消许多小型公共机构、医院之间以工会联盟的形式相互合作,并在适当的时候引入私立医疗机构。

1970年医院系统的发展重点如下:

(1)医院董事会由14名成员组成,其中包括市议会、总理事会的3名代表,以及该机构的受薪医务人员和非医务人员。

(2)地区间的急救服务以医院为中心,通过急救服务中心及流动急救车具体实施。

(3)创建第三方咨询评估机构、联合技术委员会,如联合行政委员会(CAP)或健康与安全委员会(CHS)。

(4)重点关注患者的权利,使患者可以自由选择医生和医疗机构,以及可以通过医生自由访问由申请人指定的医疗档案。

3.4.2　1991年医院规划

自1980年至1990年,法国一方面参考英国模式,把部分税收投入医疗保险基金;另一方面开始通过支付方式提高服务效率、控制医疗费用,法国公立医院的内部管理也逐渐完善。1982年推行医学信息系统化项目,建立费用和管理的信息基础;1983年通过筹资总额预算法,形成医院管理的外部压力;1985年制定《分析核算指标》,建立成本核算的规范;1986年提出法国版的疾病诊断相关组,引入内部管理的技术手段,并使1995年疾病诊断相关组支付方式进入医院的预算。此外,1991年医院改革从法律层面建立区域卫生战略规划制度,制定医疗服务质量的评价原则,并成立专门的医疗服务质量评价机构(即国家医学评价发展局)。

1. 1991年之前医院规划

从1970年到1991年,法国的改革重点是医院技术平台的发展。

(1)1978年1月4日颁布的第78-11号法令规定,除了价格之外,还试用其他定价模式,推出按病种护理服务包,并创建长期住院服务。

(2)1979年12月29日颁布的第79-1140号法令规定,由卫生部长授权删减病床。

(3)1983年1月19日颁布的第83-25号法令和1983年8月11日颁布的第83-744号法令规定,实施总预算控制,建立日常统一费率。

(4)1984年1月3日颁布的第84-5号法令规定,创建医疗部门,并加强对主管部门的财政监督,从而改革提供公共服务的公立医院和私立医疗机构提出的预算。

(5)1985年7月25日颁布的第85-772号法令规定,精神病分区被正式纳入立法,精神病院的覆盖范围被分成多个区域。目前法国国民以70 000名成年人为单位、婴幼儿和少年以210 000人为单位分割为800个地域精神卫生中心。在这800个中心里,主要以公立精神病院为主(占精神病院总数的80%)。每个中心均配备相同的诊疗系统,对非强制性住院的精神类疾病患者提供早期诊断、观察、治疗以及后续康复服务。对需要强制性进行住院的人群,通过与各地区中心医院合作来进行治疗。

(6)1991年7月31日颁布的第91-748号法令规定,其目标是通过依靠更多和更严格的规划来减少病床数量、避免住院费用变得更高。

2. 1991 年医院规划

1991 年医院系统的发展重点如下：

（1）持续推行医保卡，但通过卫生组织计划进行加强，该计划在各地区通过药物、手术、产科、后续护理和康复、长期护理和精神病学等开展，费用支出包括新生儿科、急诊、心肺复苏及血液透析等，以及医疗技术设备的费用。

（2）区域卫生规划每 5 年修改一次。医院作为区域卫生规划的重点参与主体，会根据区域卫生规划的目标实施重组，并对部分未列入组织的机构实施关闭策略。

（3）通过扩大医院内工会的权力范围、组建经济利益集团（GIE）和公共利益集团（GIP），重新启动院际合作。

（4）董事会组成不变，但医务人员和非医务人员的参与得到加强。

（5）创造了新的服务或部门理事会，在部门主管的授权下，将服务中雇用的各类人员聚集在一起，讨论其正常组织运作。

3.5　1996 年国家区域化和卫生设施的重新配置

1996 年 4 月 24 日关于公立和私立医院改革的第 96‑346 号法令颁布，其创立理念是基于机构资金和活动的区域化。为此，国家创建了区域医院机构，将地区和健康保险结合起来，目的是减少地区之间和机构之间的不平等。实现这一目标的手段是通过问责和承包制，公共机构之间建立协调以及评估和认证程序。

该法令共由 8 个部分的内容组成。

（1）第一篇规定所涉及的患者权利，并规定设立住院患者的章程。

（2）第二篇列出医院经营活动评估考核原则。为此，国家成立独立的国家健康评估机构（ANAES）进行临床实践，并为医院和门诊医疗的转诊设置标准。

（3）第三篇签订医院发展合同。区域医院管理局与公立医院签订合同，为医院设定 3～5 年的发展目标和任务，其中包括医疗服务提供、保健质量、信息系统和管理效率等相关内容。合同决定了医院项目获得资助的方式，若医院被认为效率不够高，就只能通过提高自身效率来获得资源；若效率很高，医院便可以通过区域医院管理局获得额外资助。

（4）第四篇创建每个区域的区域住院机构（ARH）。采取公共利益集团的法律形式，结合国家健康保险服务，即地区社会卫生事务局（DDASS）、社区社会卫生事务部（DRASS）、初级医疗保险基金（CPAM）、地区社保账户（CRAM）、健康保险基金区域联盟（URCAM），规划结构和设备，并为机构分配资源。区域住院机构的董事由部长会议任命。

（5）第五篇涉及机构的资助。根据社会保障融资法设定的国家支出目标所确定的总体限制进行分配。每年的总额被分解，旨在减少地区分配的不平等。资助条款修改了私人住院资金计划，由新的国家/医保局/联合诊所三方合同取代全国私人住院公约。医疗机构支出仍然由总量化的国家目标(OQN)来管理,医院支出目标将在每个区域内分层下降。

(6)第六篇涉及组织和卫生设备。区域卫生组织负责计划区域住院机构组织的设备计划,目的是增加社区机构,鼓励建立护理网络,使护理供应合理化。

(7)第七篇建立汇集资源的卫生合作组织,通过创建一个新的院内交流组织——医疗设施社区,以加强院际合作。

(8)第八篇涉及机构的组织。它修改了公共卫生机构董事会的组成,取消了社会保障基金的代表,增加了当地民选代表的人数,特别是向其他市政府的代表开放了两个席位。市长不再是系统的医院董事会主席,他可以委托给医院所在社区的另一位代表,或者委托给董事会主席的合格人员,在基于自愿的基础上,市长可以继续担任董事会成员。

公共当局明确宣布的目标是将法国的病床数量减少 10 万张,相当于近 1/3 的总床位容量。住院规模的大幅下降,部分原因是由于住院时间显著减少(平均住院时间从 1950 年的 20 多天减少为 2001 年的不足 6 天),以及医院设备的集中。许多小型公立和私立机构(不到 300 张床位和 300 个以下妇产科医院)将被关闭并重新组合。政策更加注重提高护理的质量。

3.6   近期医院改革计划

3.6.1   2002 年患者权利与医疗权力的对立

2002 年 3 月 4 日,关于患者权利和医院系统质量的第 2002-202 号法令希望创造健康民主。该法令由库什内尔部长提出,并由前任部长埃文进行辩护,重点在于表明患者享有医疗信息的权利,以及为那些需要医疗咨询服务的患者提供补偿。

(1)允许患者免费、不受限制地访问自己的医疗档案。医疗信息的访问权限取决于信息的类型,医疗信息的使用必须经过患者的同意。只有医疗紧急情况才允许医生在不违背患者的意愿情况下访问医疗信息档案。

(2)通过建立患者协会,更好地管理维护消费者的利益,将患者利益转化为患者权利。

(3)为了更好地管理医疗事故、医院感染或医源性事件等损害患者权利的事件,法令规定了友好补偿的规则,由国家医疗事故赔偿办公室(ONIAM)负责管理。

3.6.2   2002 年医院现代化计划

这项医院现代化计划于 2002 年 11 月 20 日在部长理事会上宣布。目的是为了应对医院工作环境日趋恶劣、医学人口变化、患者期望以及临床病理学各方面的改变,加强医院技术进步,从而提高医院整体运行效率,并加强医院的全面管理。该计划设定了以下 3 个改革重点方向。

1. 逻辑的变化:从规定的监管转向自治

(1)恢复医务工作者在医院系统中的信心。

（2）引入定价和激励机制。

（3）通过私立医院参与公立医疗服务计划。

2. 国家对医疗服务供应的重组扶持政策

（1）用 5 年投资计划支持医院投资。

（2）将区域战略卫生规划授权给区域住院机构。

（3）通过促进私营医疗机构、地方当局和专业机构在医院的建筑和房地产开发业务中的干预，加速取得医疗机构的发展。

（4）设置不同的人才和技术支持项目。

3. 放松对公立医院的管制和加强现代化

放宽各项制约因素对公立医院的束缚，强化医院内部管理、预算和会计制度，注重医疗质量和结果以及医院文化的塑造。

3.6.3　2003 年简化医院管理法

2003 年 7 月第 2003 - 581 号法令旨在通过卫生和社会领域的简化和重组条例，简化社会服务机构在实施卫生系统的组织和运作过程中的认证和授权程序。

（1）通过取消医保卡，简化了护理活动的授权系统。

（2）通过加强区域住院机构的组织协作，重新开展医院间的合作。

3.6.4　2005 年医院的新治理

2005 年 5 月 2 日第 2005 - 406 号条例简化了卫生机构的法律制度。

（1）通过对医院进行现代化改造，实施对公共卫生机构的管理。

（2）推出基于活动的定价薪酬体系（T2A）。

（3）由执行委员会行使医院治理权，医院执行委员会主席由医院院长担任，医院大科室主任由医院院长和医疗委员会主席共同指定。

2005 年实行让所有人在医疗服务中担负起法律责任的改革计划，其中包括让医生参与医院管理。所有医院均设立管理委员会，由当地市长担任主席，成员包括当地政府代表、医院医生代表、医院工会代表及非医务人员代表。委员会又下设医生委员会、护士委员会、安全委员会等。管理委员会对医院的管理制度和规定作出决策，但不参与医院具体事务的管理。委员会主要职责包括：制定医院规划；同地区医院管理局建立协商、协调机制；制定医疗业务发展计划；制定财务均衡策略，任命大科室主任。

3.6.5　2007 年起实行"2007 医院计划"

从 2007 年起实行的医疗融资改革提出了"2007 医院计划"，原先的拨款方式被按照治疗量拨款的形式取代，医院的财政预算与其实际治疗量有关，拨款金额采用国家收费标准。

2007 年 2 月，为了满足现代化医疗的要求以及医院设施的投资，"2007 医院计划"由"2012 医院计划"替代。法国卫生部长巴舍洛女士于 2008 年提出了新的医疗法案——"患者、健康和区域",并且已提交至议会。其内容包含以下 4 点。

（1）预防以及公共卫生（预防政策）。

（2）让所有人享受高质量的治疗。

（3）医疗设施现代化。

（4）建立地区医疗社，便于更好地解决郊区和农村存在的"医疗荒漠"现象。

2007 年的医院管理体制改革继续推进区域卫生规划。自 2003 年，在区域战略卫生规划系统内综合所有规划方式，根据医院在某些领域的技术能力，明确划分等级，使医院间保持相互合作。从 1999 年至 2004 年间的区域战略卫生规划都与急诊护理、围产期护理和癌症有关。这表明医院政策逐渐走向在区域内促进医院网络的形成，每家医院尽其自身能力达到全力合作。医院网络可以提供更全面的保健服务，单个医院也将部分负责重大疾病。

此外，公立医院也面临人手不足、工作时间减少到 35 小时的问题。

参与公共医疗的私营非营利医疗机构拥有 10% 的病床，除了法人形式，具有和公立医疗机构相同的义务、运营形式及融资方式。没有参与公共医疗服务的私立非营利医疗机构拥有 5% 的床位。

私立营利医疗机构主要由外科医生组成，代表 20% 的医院治疗能力。除了医生的薪酬之外，私人诊所通常根据服务的数量按照固定标准定价。

3.6.6　2009 年医院、患者、健康区域行动计划

1. 计划目标

2009 年 7 月 21 日第 879 号文件提出的医院改革涉及与患者、健康和领地有关的问题，目的是整个卫生系统的重组和现代化。它包括 3 个专题：医院的现代化管理，实施根据患者的地域分布对医生的执业区域进行划分的医疗服务供给模式、公共卫生预防措施，创建区域卫生管理局，负责在所管辖范围内协调所有卫生机构（医院、城市医疗、公共卫生和预防）的工作。

该法令加强了区域中心医院院长的作用，并为其创建社区医院做出了规定。法令允许将多个机构的资源集中在一个参考中心周围的逐步保健逻辑范围内，从地方初级保健结构到最复杂的技术平台。参议院最终将法令进行了修改，以便在医院治理中给予医生更多的权重：医疗委员会（CME）的主席有权将医生和医务人员纳入机构委员会并参与医院的管理。社区医院只能在自愿的基础上形成。

2. 法律使卫生设施的状况发生深刻变化

（1）出现两种新的医院管理模式：①对所有卫生机构进行统一定义，以简化其管理并促进医院合作。这个定义不再基于医疗机构的地位，而是基于卫生机构的使命。②建立非营利性私立医疗机构，取代参与公立医院服务的私立医疗机构。

（2）法律简化了机构类别。关于公共卫生机构，只有中心医院［区域和/（或）大学医院］仍然存在，地方医院被整合或关闭。这些中心医院具有独特的地位，可以辐射整个地区。这

些公共卫生机构以社区、社会、部门、区域、区域间或国家医疗机构形式存在。

（3）关于私立机构。直到今天,公共服务特派团的执行都是基于两类具有特殊地位的私立机构:参与公共服务医院的私立非营利机构,以及参与公立医院服务的私立医疗服务机构(SPH)。

公共服务的任务可以由任何种类的卫生机构提供,无论其地位如何。为了考虑以前公立公共服务医院部门的特殊性,法令创建了一类新的具有特定义务的机构——私人医疗集体利益机构(ESPIC)。私人医疗集体利益机构由非营利组织管理的癌症中心和私人医疗机构向区域卫生机构(RHAS)报告。

3. 卫生机构的任务

关于医院的使命,可以用公共服务的概念代替公立医院服务的概念。公立医院服务概念的消失,意味着对用户的服务有更广泛的认识,旨在提供更好的地区间平等的护理服务。新的医疗保健机构进入公共服务体系,成为合法和自然的营利实体,参与区域卫生管理局在卫生领域内组织公共服务护理的提供。

区域卫生服务机构确定了以下 14 项公共服务任务。

（1）保障护理的持续性。

（2）姑息治疗的管理。

（3）开展大学和研究生教育。

（4）开展医学研究。

（5）医院和非医院从业者持续专业发展。

（6）助产士和辅助医务人员初步培训和持续专业发展,以及在专业领域进行研究。

（7）健康教育和预防行动及其协调。

（8）与从业人员和其他卫生专业人员、相关人员和服务部门紧密合作,提供医疗援助。

（9）公共卫生行动。

（10）非医保住院病人照顾。

（11）向监狱中的因犯提供护理,并根据法令规定的条件必要时在医院环境中提供护理。

（12）根据《外国人入境和居留准则》《庇护权法》第 551－1 条规定,向入境居留者提供照顾。

（13）向社会医疗司法安全中心的人员提供照顾。

3.6.7　2009 年医院计划医疗机构的治理

公共卫生机构是具有行政和财政自主权、公法下的法律实体,受国家控制。

公共卫生机构可以建立一个或多个具有法人资格的医院基金会,以实现一项或多项一般利益和非营利性的工作或活动,以便为研究任务做出贡献。这些基金会具有财务自主权,适用关于发展赞助的公用事业基金会规则。

在章程中规定各医院基金会的运作规则,由公共卫生机构的监督委员会批准。

公共卫生机构有一个监督委员会,由一名董事领导,并由一名管理委员会委员协助。这个监事会取代了旧的董事会。

1. 董事会

医疗委员会的主席是执行委员会的副主席,他与院长一起根据多年期发展目标(CPOM)开发医疗项目。

(1) 执行委员会批准医疗项目,制定编制计划,并向董事会提供机构管理建议。

(2) 执行委员会由医院员工组成,其中大部分来自医疗、药剂、孕产妇和牙科人员。

大学中心医院包含7名或9名执行委员会成员,分别是执行委员会主任、执行委员会主席、医疗委员会主席和副主席、护理委员会主席及被任命的成员,在必要时由主任通知监事会后解雇。对于属于医学专业的成员,主任根据医疗委员会主席和大学附属医院(CHU)的成员名单,由医疗委员会主席、医学教育协调委员会主席以及培训和研究单位负责人进行任命。如有分歧,由执行委员会主席任命。

2. 监事会

监事会制定医疗机构的发展战略,并对医院的管理具有绝对控制权。监事会就收入和支出预测状况以及投资计划听取院长的意见,并向地区医院管理局局长通报对院长提交的年度报告以及该机构管理层的意见。如果机构的账户需要获得认证,监督委员会将任命审计员。

(1) 监事会审议如下7项内容。

① 学校项目。

② 大学医院及其合作伙伴之间的协议。

③ 财务账户和支出明细。

④ 区域医疗服务联合体(简称"区域医联体")所有合作措施和计划,以及多个卫生机构间的合作项目,其中不包含大学中心医院(CHU)在内。

⑤ 董事提交的机构年度报告。

⑥ 该机构与其董事会或监事会成员之间的各项协议。

⑦ 创建的医院基金会章程。

(2) 监事会需要对以下3个项目提出管理意见。

① 持续改进质量、护理安全和风险管理的政策以及接待和照顾用户的条件。

② 收购、出售、房地产交易及其使用18年以上的租赁、行政租赁长期合同。

③ 机构成立的规则以及程序。

(3) 监事会由以下的人员组成。

① 地方当局的代表不超过5名,包括所属当地主要市长和总院长。

② 公共机构的医疗和非医疗人员的代表不超过5名,包括从护理、康复和医疗技术委员会成员中选出的代表,其他成员由医疗委员会和最具代表性的工会组织构成。

③ 执行委员会不超过5名合格人员,包括区域卫生机构地区医院管理局局长指定的2名人员和地方部门指定的3名代表,其中包括2名用户代表。

监事会从提到的成员中选举院长。

大学附属医院和地区中心医院的院长由国家卫生部任命。对于其他机构而言,是由国家管理中心主席在地区医院管局总干事提议的至少 3 名候选人名单中咨询监事会主席后任命。在咨询监事会主席之后,为了委派当局的服务,院长可以被免职。

3. 执行委员会和医院院长的使命

院长有以下 4 项职责。

(1) 执行该机构的总体政策。院长代表在公民生活和司法行为中的所有行为,是医院费用支出的总执行官。

(2) 拥有广泛的权力,包括在机构中的任命权。根据联合行政委员会的意见,向国家管理中心总干事提议任命副主任和护理主任。根据大科室主任或内部管理结构负责人的建议,在咨询医疗委员会主席之后,向国家管理中心主任提议医药和牙科医务人员的任命和招募工作。

(3) 在遵守专业或道德规则的前提下,对所有员工行使权力。

(4) 在与执行委员会磋商后,向区域卫生管理局的公务员代表团进行工作总结和制定多年期发展目标。

4. 公共卫生机构的内部组织架构和大科室职能

公共卫生机构的内部组织架构和大科室职能如下。

(1) 为了更好地行使医院的使命,公共卫生机构自由定义其内部组织。在与医疗委员会主席或医学研究单位地区大学医院培训主任商议之后,院长根据医疗机构计划设定机构的大科室。

(2) 医院院长根据医疗委员会主席制定的清单,任命临床或医学技术活动大科室主任。如果意见有分歧,院长可以任命他选择的最佳科室负责人。

(3) 这些清单由医疗委员会主席或医学研究单位地区大学医院培训主任、医学教育培训协调委员会的主任或主席共同起草。

(4) 在咨询临床和医疗技术委员会以后,院长需要与大科室主任签署大科室管理合约,明确大科室的目标和资源,由临床和医疗技术委员会主席验证合同与项目的一致性。在地区大学医院,需要与医学研究单位培训主任共同验证。

(5) 大科室主任按照该机构的政策和组织,与医疗、护理和行政支持小组制定并实施该小组的政策,该小组拥有职能权限。根据每个从业人员的道德规范以及集群项目规定的任务和责任,服务职能单位,配备人力资源。

(6) 在履行职责时,该部门的负责人可以得到合作者的协助,他的任命需要向院长提出。如果该部门包括产科活动,则其中一名合作者是助产士。

(7) 属于公共卫生机构的执业人员不履行义务时,其报酬可能会受到影响。

5. 与自由执业专业人员之间的合作

与自由执业专业人员之间的合作约定如下。

（1）公共卫生设施的院长可以在大科室主任和医疗委员会主席的建议下，与自由执业的专业技术人员（如医生、助产士和牙医）进行合同签署。

（2）当医院需要派医护人员进行家庭护理时，所有卫生专业人员的费用由公共健康机构支付。在此情况下，医院可以使用特殊的薪酬条件责任制，让自由执业人员更好地介入家庭住院护理服务。

（3）对于在同一家连续任职5年以上医生的离职，需要签署为期两年的非竞争条款。

6. 卫生机构之间的合作

卫生机构之间的合作通过医疗服务联合体和中型中心医院联合体（GCSM）两种方式进行。

（1）医疗服务联合体。公共卫生机构和每个社区之间可以缔结一项公约，实施共同战略，并通过医院外派专家和远程医疗共同管理某些职能和活动。一家社区机构只能参加一项医疗服务联合体公约。一家医疗服务联合体可以与一个或多个医疗机构开展合作。该公约是由医疗委员会的董事和总裁准备，在技术设立委员会信息支持之后，由这些机构的董事根据其监事会的意见批准，然后提交给区域卫生管理局局长批准。

（2）中型中心医院联合体。医疗卫生合作小组可以由公立和私立医疗机构、医疗社会机构、健康中心、健康中心和私人医疗专业人员或在社会中进行健康活动的独立个人组成。在管理行政、后勤组织、技术设备、医学技术、教学或研究活动或共同感兴趣的设备生产并获得安装重型设备的授权等方面进行合作，允许医疗和非医疗专业人士在属于该组成员的医疗机构或保健中心进行联合服务。该集团不追求盈利，并受到区域卫生管理局主管批准和协议的约束。

7. 国家卫生和医疗社会机构的绩效支持机构

国家卫生和医疗社会机构的绩效支持机构是一个由国家建立的公共利益集团（GIP），它是国家健康保险基金联盟、全国自治团结基金（CNSA）以及卫生医疗社会机构代表组成的联合会。

（1）通过制定和传播建议，帮助卫生和医疗社会机构改善为患者提供的服务。监督实施情况，使机构能够实现管理现代化，优化其财产资产，监督和控制其绩效。作为计划的一部分，它可以对管理机构或机构的所有活动进行审计。

（2）董事会主席和董事负责任命下属部长。

（3）其资源包括强制性健康保险计划的拨款、全国自治团结基金支付的拨款，以及公共当局、公共机构、欧盟的拨款。

3.6.8　2012年公共服务系统的基础重建计划

2012年公共服务系统的基础重建计划主张，继续扩大对公立医院的投资以发挥其作用。国家对医院的投资主要通过3个方面进行：①支持区域卫生组织计划下的医院扩建；②健康保险；③医院信息化（HIS）。此计划在2010—2012年持续进行。新的投资计划将会分阶段进行：优先确保投资与医院的服务规模，与未来的发展相结合，不再支持单个医疗服务体的运营资助。在 2012 年的医院投资计划中,国家首次将现代化建设与实际运行效率相结合,对所选项目进行严格挑选,并通过各种评估手段来验证是否存在过度投资的情况。在医院投资可行性评估方法上,使用"计算投资回报率"效率衡量标准等评价工具,辅之以定性评估方法(如对医疗服务提供评估等指标),来选择所投资医院的类型和实际投资金额。

1. 计划的内容

2012 年的基础重建计划重申了地区卫生机构的作用。在地区层面,地方医院管理局做出的决策尤为重要,医院必须优先执行地区医院管理局的任务。此计划提出:①将住院手术转化为医院经营的附属活动;②提高医院门诊护理和手术率;③建立后期护理和康复技术平台;④保证高质量的初级保健水平。

2. 计划的主题

主题设置为安全标准。国家的投资必须用于特殊业务(如地震)、其他领域(如火灾)的援助将受到人力资源管理局的支持,应集中于小型结构,避免影响建筑物的管理与维护,通常属于机构目前的拨款范围。必须提供一个国家基金账户,用于特殊业务(如地震)的融资和对其他领域(如火灾)的援助。

由于 2012 年公共服务系统的基础重建计划,产生了 2008—2012 年期间近 100 亿欧元的投资,其中包括国家提供的 50 亿欧元直接援助医疗保险,主要目的是提高医院供应效率,继续实施"2007 医院计划"承诺的医疗设施技术现代化。在此期间,国家卫生部收到医院投资需求共 2 000 个项目。在第一轮选拔中,有 250 个项目得到验证,不到计划投资的 20%。

3. 计划的投资情况

(1) 第一阶段投资在医院建筑部分。在第一个医院投资平台中,共提交了 343 个项目,最终验证了 250 个,其中包含 93 个医院建筑项目、155 个信息系统(IS)项目和 2 个医院改造项目。投资金额为 17 亿欧元,占计划总投资金额的 17%。

(2) 第二阶段投资在医院建筑工程和信息管理系统。第二阶段投资共计 344 个医院现代化建设项目,包含 51 个房地产工程(重组、扩建及翻修等)和 293 个数据处理项目(特别是围绕医疗信息和患者档案的管理)。投资金额为 18.5 亿欧元,其中 50% 是由赠款提供资金。该计划的目标是在 5 年内投资 100 亿欧元。

自 2009 年医院-地区-患者健康法案启动后,医院改革改变了医院的组织结构,也对医院的人事制度产生了很大的影响。许多医院的决策者、监督人员、医疗专业人员、照顾者都担心公共服务意识的丧失会对医疗质量产生影响。针对这些担忧,卫生部长马里索尔·海纳先生 2012 年 9 月 7 日宣称,希望对医院改革所产生的医务人员信任危机进行反思并提出建议。反思围绕着 3 个轴心展开:①医疗系统中的医院公共服务职能;②医院和人力资源部门的社会对话;③医院的组织和运作。

2013 年 3 月 4 日,时任医改小组负责人爱多瓦·古提先生向卫生部长提交了他自 2012 年 9 月以来担任主席的 3 个工作组的最终总结报告。为了具体落实部长的 13 项承诺,任命了3个工作组,从3个方面提案:①地域公共卫生服务概念;②卫生机构中用户的权力;③卫生机构内的大科室管理。

这3个小组的提案是国家卫生战略的一部分,目的是重新组织卫生系统,构建以患者为主的医学诊疗途径。新的卫生系统必须允许新的推动力和新的干预方式,本着公共服务的精神,再次指导专业人员,将为患者服务作为日常工作。

3.6.9 2016年区域医联体计划

1. 法案提出公共服务的内容

2016年1月21日卫生系统的现代化法案彻底改革了医院的公共服务。法案规定了以下6个方面的内容。

(1)公立医院必须在国家卫生战略中处于主导地位,无论是从国家级的教学医院,还是到地区的中心医院以及地方一级的初级保健医院,公立医院必须确保公共服务的整体一致性和持续性。医院与医院之间、医院与社会医疗服务机构之间必须充分合作,建立能够满足地方人群需求的全面医疗服务供给体系。孤立的医院或与整合运营组织协调不佳的医疗机构将会无法应对新型的卫生体系的挑战。

(2)公立医院之间的合作通过部署地区医院联盟或建立城市间医院集团的形式来进行,这些医院联盟之间将联合附近的医院开发一个共同的医疗项目,并分享任务或支持功能(如医院之间内部购买)。

(3)医疗机构需要加强非固定工作人员(临时工)进行监管。

(4)患者对住院费用的支出明细享有知情权。所有医疗机构都必须在系统内向患者发布实时医疗信息以及治疗过程的详细记录。患者住院期间所发生的医疗费用需要用书面形式向患者提供。

(5)加强患者参与医院的决策。医疗机构的患者委员会代表将有权向医疗机构咨询关于质量、护理安全和护理路径的系列问题。

(6)创建区域医联体。

2. 区域医联体的主要目标

根据该法案第107条规定,区域医联体取代了通过2009年7月21日医院-地区-患者的健康法案设立的地区医院社区。对于公共卫生机构所需要的强制性医疗设备,区域医联体可以对其进行选择性共享服务。区域医联体主要有以下3个目标。

(1)区域医联体成员之间相互联动,实现分级分层共同照顾病人的目标。

(2)以资源共享的方式来降低不合理的医疗行为,从而实现卫生支出合理化的目标。

(3)区域医联体需要依托于大型教学医院的力量,从而提高地区医疗机构的临床教学和科研能力。

新法案还对区域医联体的建立进行了区域划分,并明确了区域医联体之间关于共建“共享医疗项目”的各项功能和职责。每个区域医联体的成员名单于2016年7月1日对外公布。

3. 法案确定的其他服务

此外,法案还确定了以下其他条款。

第 69 条:建立地区级精神健康中心。

通过在每个地区成立地区精神健康中心的形式,向当地人群开展心理健康项目,该项目旨在改善受众人群的心理健康状态。将疾病康复与心理健康相结合,从而全面提高患者的生活质量。地区精神健康中心由地区医院管理局根据当地的地理特征和医疗供应情况设定。地区精神健康中心必须与当地的公立医院集团进行合作形成。

第 71 条:明确被医疗转诊的转移人的转移时间和地点。

第 72 条:保护精神病患者的权益和改善精神健康。

第 94 条:在住院期间系统地向患者提供书面信息,详细说明护理和非医疗护理的总体费用,包括强制健康保险(AMO)涵盖的金额、补充保险所覆盖的范围和自付部分金额。

第 98 条:保证每位患者在限定的时间内获得有效护理,尤其针对难以进入的地区(如山区、旅游区)。

第 99 条:公立医院服务(SPH)的重建。

(1)私立医疗服务机构取代社区服务中心。

(2)私立医疗服务机构必须遵守提供公立医院服务活动的所有义务。

(3)私立机构除了机构要求之外,还应考虑区域卫生管理局对领土要约分析的具体承认程序。

(4)提供公立医院服务的机构必须参与助产士的培训。

(5)管理私立医疗服务机构产生的负债。

(6)区域医院管理局可能要求任何卫生机构确保护理的连续性。

(7)设立为期 3 年的过渡期,与自由执业医生签订的合同必须符合公共服务医院的要求。

(8)国务院法令为管理授权问题提供了客观标准。

第 100 条:为医院接待处开展生活服务中心创造条件。

第 101 条:实施院内心理辅导项目,以回复住院患者的各种心理问题。

第 103 条:关于对公共卫生机构贷款的申请,禁止借用有毒物质;贷款必须符合地方当局的规定;禁止医院以外币借款。

第 104 条:地方政府和地区卫生管理局参与公共卫生机构的治理。

第 105 条:禁止公共卫生机构签订合伙经营合同或行政长期租赁合同。

第 106 条:政府向议会规定地方医疗服务供给的条件,以确保卫生设施的运作不超过预算。

第 107 条:关于对创建区域医联体的规定:

(1)区域医联体(不具有法人资格)取代医院社区。

(2)每个公共健康服务机构,除非对它的特殊性在区域医疗规定另有考虑,需要严格遵守区域医联体的纳入准则。

(3)通过共建整合性医疗项目来进行区域医联体内部的沟通合作。

（4）区域医联体需要与大型教学医院进行合作，以提升教学科研水平。

（5）每个区域医联体可以自行决定其组织管理和运营模式。

（6）区域医联体内可包含一个或多个医疗服务机构。

（7）私立医疗机构可以通过与公立医院合作的方式部分参与区域医联体的管理。

（8）地区医疗或社会服务资源将围绕区域医联体进行重组。

第109条：国家审计院对地区医疗机构的审计工作从公立扩大到私立医疗机构。

第110条：加强对医疗信息系统安全性的管理。

（1）对医疗机构内严重的信息系统安全事件，需立即向区域卫生局报告。

（2）加强对涉及预防、诊断或医疗活动的卫生机构的信息安全管理。

（3）根据相关事件的类别执行法令规定的处理方式。

第111条：由地区医院管理局制定医院财务过度的补偿办法。

（1）医院需要向区域卫生局提供年度财务报表。

（2）国家最高行政法院进行审计。

第112条：确保非营利私立医疗机构的金融安全。

第113条：确保共享医学影像平台的可持续性。

在卫生专业人员的参与下，区域医联体需要将医学影像检验授权给地区影像平台，以确保医护人员对患者的持续随访。影像检验结果是通过医学影像平台而不是影像设备本身传给患者。检验费用的超额部分需要由补充医疗保险进行支付。

4 2016 年法国卫生系统现代化法案

雷萍

4.1 法案的背景

在公共卫生政策领域,法国于 2016 年 1 月 27 日出台了卫生系统现代化法案,主要从 3 个方面(19 项措施)对卫生系统进行改革。

1. 改革重点 1:坚持创新以完善公共卫生

(1) 措施 1:从幼儿园到高中部署健康教育计划。

(2) 措施 2:为 16 岁以下儿童指定一名儿童保健治疗医生。

(3) 措施 3:加强介绍食品的营养相关信息。

(4) 措施 4:减少青少年酗酒现象。

(5) 措施 5:实施烟草控制。

(6) 措施 6:加强对性传播疾病的筛查。

(7) 措施 7:减少吸毒伤害。

2. 改革重点 2:坚持创新以完善邻近地区的医疗服务

(1) 措施 8:在家庭医生周围建立本地医疗服务圈。

(2) 措施 9:在医生办公室设置第三方支付系统。

(3) 措施 10:创建全国统一的医疗服务专线,以方便在医疗服务中心非工作时间联系医生。

(4) 措施 11:扩大某些专业在服务重大公共卫生工作方面的技能。

(5) 措施 12:重新实行共享病历以方便患者随访。

(6) 措施 13:加强医院公共服务联络。

3. 改革重点 3:坚持创新以保障患者的权利和安全

(1) 措施 14:保护晚期癌症患者和其他重病患者病史信息的隐私。

(2) 措施 15:启动"集体公诉"行动。

(3) 措施 16:改善和保护全国各地选择人工流产的权利。

(4) 措施 17:开放健康数据访问平台。

（5）措施 18：增加健康利益链的透明度。

（6）措施 19：提高药品和医疗器械的安全性。

4.2　法案的目标

经过一年多的议会工作以及与卫生专业人员的多次交流,法国卫生体系现代化法案于 2016 年 1 月 26 日颁布。

新的法案将公共预防措施定义为国家卫生系统的基石。例如,对香烟包装的管制、食品营养信息的完善、儿科医生的设置等,都有明确的规定。

通过在医生办公室引入第三方支付系统,保证每个患者能够获得平等医疗的机会;创建电话专线便于联系医生;设定专业的眼科、牙科和听力治疗的社会付费比例;在区域内各卫生机构之间实施契约制度以解决偏远地区就诊。

法国卫生体系现代化法案的最终目的是通过健康集团模式为患者提供新的就医权利,确保患有癌症和严重疾病的老年患者拥有治疗权利,加快对人工终止妊娠行为的立法,强化医疗行业与卫生专业人员之间利益链接的透明度。

法国卫生体系现代化法案对新的卫生服务提出的唯一目标是"平等",唯一方法是"创新"。通过创新来确保每个人都拥有获得高质量医护服务的权利和机会,从而更好地实现健康老龄化。

4.3　法案的改革重点

4.3.1　改革重点 1：坚持创新以完善公共卫生

法国卫生系统现代化法案将公共卫生定义为整个卫生系统的核心,主要包含以下 6 个方面:部署从幼儿园到高中的健康教育计划,创造新的戒烟工具,加强社会对营养相关信息的认知,减少青少年过度酗酒,鼓励筛查性传播疾病,加强包括吸毒在内的风险控制。

措施 1：从幼儿园到高中部署健康教育计划

1. 措施目的

该措施的主要目标是减少健康不平等。根据公共卫生指标调查结果,居民保持健康状况的机会并不均等,如收入水平、受教育程度和生活环境等因素都直接影响居民健康状况。健康领域的社会和区域不平等仍持续存在,对某些人而言,这种不平等现象越来越显著。因此,必须从导致健康不平等的起因出发,尽快为全体国民提供条件来确保他们的健康。

长期保证身体健康需要在早期采取某些必要的措施,如注意食物、卫生和体育活动等。学校是让青少年和儿童预防重大健康问题的理想场所。

2. 措施内容

该法案以国家卫生政策准则为基础,规定健康促进措施的框架和范围。无论青少年和儿童的学校地点或健康状况如何,都会得到关注。该措施的目标是让每个青少年和儿童"学会如何照顾自己和他人",避免危险行为。

措施 2:为 16 岁以下儿童指定一名儿童保健治疗医生

1. 措施目的

儿童的健康监测依赖于家庭医生和儿科医生,即使在最理想的环境中,仍有很多儿童没有从医疗保健服务中受益。例如,不能经常受到医生的关注和护理,医疗保健仅在关键年龄段的婴儿检查、疫苗接种和学校医学检查中进行。由于没有指定儿童保健治疗医生,导致针对儿童实施的预防措施和公共卫生优先事项(预防肥胖、改进疫苗监测、预防吸烟、控制酒精或药物滥用等)变得十分困难。

2. 措施内容

该措施将允许父母为其子女指定一名儿童保健治疗医生,可以是儿科医生或全科医生。确保主治医师在 16 岁以下儿童的医疗保健后续服务中起到关键作用,这将有助于早期发现肥胖、学习障碍和成瘾性行为。该措施还将加强对全科医生的儿科专业培训,这些培训将采取实习形式(如儿科门诊、母婴健康门诊等)。

措施 3:加强介绍食品的营养相关信息

1. 措施目的

目前蓝领阶层孩子比白领阶层孩子的肥胖比例高 10 倍,尤其是可能导致糖尿病,并且这种趋势不断加剧,导致大量儿童面临严重的健康风险。为了有效减少这些患病风险,让民众增加对食物组成的了解,通过价格、标志、产品介绍或口味相同的替代品等方式,提供食品的营养相关信息,帮助选择健康食品。

2. 措施内容

该法案规定必须提供合成营养信息,所有人都可以轻松获知。农业食品部门的制造商和分销商必须承诺实施这一举措,有助于更好地告知消费者。该措施由国家食品安全、环境和劳动卫生署(ANSES)联合制定并实施。

措施 4:减少青少年酗酒现象

1. 措施目的

青少年酗酒已经成为社会危害。星期四、星期五或星期六的晚上通常成为一些年轻人买醉的夜晚。酗酒的危险性无可争议(如增加患乙型肝炎的风险,对自己或他人都是危险的行为),但在一些大型学校中正出现逐渐淡化酗酒危害的论调。

2. 措施内容

该法案规定,任何煽动他人"过度消费酒精"的行为都可以被视作欺凌行为,并将对其进行惩罚。该措施是减少许多鼓励过度饮酒的游戏、传播醉酒行为的节日和形象所造成的不良影响,也就是说,禁止通过任何物品(包括智能手机、T恤等)向未成年人宣传饮酒。

措施5:实施烟草控制

1. 措施目的

每两名吸烟者中就有一人死于烟草,由吸烟导致死亡的人数比交通事故多20倍。面对这种严酷的事实和数据,加之法国的难民人数再度增加,政府决定必须采取一系列有力措施。

2. 措施内容

禁止吸烟是一项艰巨的任务。围绕国家烟草控制计划(NRPP)的3个轴线展开,防止年轻人进入吸烟区域(如在香烟包装印刷中性警示语、在汽车或公共游乐场所设立禁烟区),帮助吸烟者戒烟(如举办宣传活动、在医生参与的同时介绍戒烟产品),同时根据烟草贸易采取相关宣传行动(如成立反吸烟行动组织、打击非法贸易)。

国家烟草控制计划已经全部纳入法案。例如,在香烟包装上印刷中性警示语,在儿童面前禁止在车辆内吸烟,购买烟草需要提供证明,禁止在青少年聚集的地方附近设置新的烟草贩卖点。

措施6:加强对性传播疾病的筛查

1. 措施目的

真正有效的预防政策必须惠及距离卫生系统最远的人群。推广创新战略以惠及这些受众,特别是性传播疾病筛查领域。

2. 措施内容

该法案规定对包括艾滋病在内的性传播疾病的快速诊断测试(TROD)和自我测试的方法,允许患者协会和预防机构免费分发。该法案还包括对性传播疾病高危人群采取措施。

措施7:减少吸毒伤害

1. 措施目的

支持对距离卫生系统最远的人群继续实施减少吸毒伤害的政策,并指导他们采取更安全的消费模式,以便参与戒毒过程管理或采取替代措施。

2. 措施内容

该法案更加注重对吸毒者的教育和劝导。在每个监测地区成立"低风险咨询室",这些咨询室由能提供卫生条件(以避免感染风险)的专业人员监督,并对注射吸毒者提出具体建议和帮助。实践表明,这种"低风险咨询室"可以减少吸毒者的危险行为,避免致命的过量吸毒。

4.3.2 改革重点2:坚持创新以完善邻近地区的医疗服务

将卫生系统的工作重点重新定位于社区护理,并承诺设立专业人员长期以来要求的"流动门诊"。从这个角度来看,鼓励发展邻近地区的医疗服务,通过在医生办公室引入第三方支付系统来保证获得护理的机会和权利,提高社会相关部门对医疗服务的支持。特别是在沿海或边远地区,"流动门诊"为卫生专业人员提供确保患者有效随访和加强医院公共卫生服务的可能。

措施8:在家庭医生周围建立本地医疗服务圈

1. 措施目的

促进初级保健是一项重要的公共卫生措施,特别是保证早期预防和更好地对患者进行随访。

在全国范围内,自由执业的卫生专业人员在初级保健中起着关键作用,有必要通过支持和倡导进一步加强基层卫生专业人员的作用(特别是在许多患者本能地向医院转诊的情况下),鼓励他们在缺乏卫生专业人员的地区定居和实践。

从这个角度来看,该法案允许卫生专业人员在每个定点区域自由执业,并将服务内容和报酬纳入医疗保健支付体系。同时,由专业人士自己发起的这些组织必须与服务使用者(患者或居民)、地方当选官员以及区域卫生管理局的代表进行交流和讨论,以促使与每个社会层面利益相关者的良性互动。

2. 措施内容

为了支持自由执业卫生专业人员的举措,规定:①建立以全科医生为中心的基层医疗队(PSC);②建立区域职业健康社区(CPTS),将全科医生和专科医生、医疗辅助人员、社会医疗服务和社会工作者聚集在一起。专业人员之间的这种强化协调,首先会改善慢性病患者的治疗,同时可以帮助处于社会不安全状态、残疾和丧失自主能力的弱势群体。

加强对区域医疗卫生服务的覆盖面,尤其是那些缺乏卫生专业人员的地区。出台符合卫生区域条约规定的措施,即政府解决偏远地区就诊问题,该计划为卫生专业人员区域项目持有人提供一次性财政援助。更普遍的是,自2012年以来,卫生区域条约一直在实施简单而具体的行动,帮助医生解决赤字问题,如奖金、实习机会、实际困难等。

措施9:在医生办公室设置第三方支付系统

1. 措施目的

许多法国人因付不起医药费而放弃看病;许多人为了接受免费治疗而去医院急诊;在某些紧急情况下,许多人可能直接去市中心的全科医生诊所或城市医院专家门诊。研究显示,法国有1/3的患者出于个人经济原因、需要向医生提前预付医疗费用的原因而放弃治疗。

因此,政府决定在医生办公室设立第三方支付系统以确保全民都能得到医疗服务。

目前已经在药房、检验中心和城市护理中心全线设置,第三方支付也为30％的城市医师以及社保受益人支付医疗服务费用。第三方支付系统已经成为许多投保人以及许多保健专业人员实际支付的主要方式。

2. 措施内容

该法案将第三方支付概括为简化全民获得一流医疗服务的机会。具体而言,第三方支付系统实现对所有法国人享有报销部分医疗费用的社会保障权利。

此系统已经于2015年7月1日建立,并迈出全面推行的第一步:补充医疗保险(ACS)的受益者可以在新合同框架内从第三方支付中受益;保证专业人员能够操作可靠和简单的系统。此第三方支付系统还将在两年内分别从以下两个阶段逐步扩大。

(1)第一阶段。第三方支付系统将扩大到覆盖所有享有社会保险的患者,使得1 500万法国人50％的诊疗活动能够享受到此项服务。从2016年7月1日起,医生可以为所有享有社会保险的患者进行全额第三方支付[除了补充全民医疗保险、补充医疗保险、患者长期护理险(ALD)以及孕产保险之外]。到2016年12月31日,支付机构必须完成对提出第三方全额支付要求患者的授权工作。

(2)第二阶段。第三方支付系统将扩大到覆盖所有患者。截至2017年1月1日,在患者就诊处全面安装第三方支付系统,并将设备提供给专业人士,以方便其为患者提供更好的服务。到2017年年底,第三方支付机构必须完成面向全民的第三方支付功能。此外,卫生专业人员还可以由补充医疗保险报销部分进行第三方支付。按法案规定,所有支付必须在7天内完成;如果超过此期间,医生将会面临来自医疗保险的罚款。

措施10:创建全国统一的医疗服务专线,以方便在医疗服务中心非工作时间联系医生

1. 措施目的

孩子半夜高热应该如何处理? 星期天下午到哪里去找医生? 在生病时患者获取以上各种信息变得更加困难。目前每个区域的医疗援助呼叫号码都不一样。例如,持续门诊护理(PDSA)医生服务热线就有多达15个号码,包括10位数、4位数或其他,这些复杂的信息往往阻碍患者获取正确的信息。

2. 措施内容

为了给居民提供的服务更加清晰、有效,社会事务部、卫生部和妇女权利部门将实施全境统一的电话号码以便于记忆,并让每个人都可以随时与医生取得联系。

措施11:扩大某些专业在服务重大公共卫生工作方面的技能

1. 措施目的

未来卫疗服务的挑战是明确的。首先,情况复杂并需要建立多学科更紧密的合作,以提

供更好的决策支持。对于某些疾病(如糖尿病或癌症),医生和患者可以从多学科专业人士的帮助中受益。例如,在Ⅲ期癌症患者康复照护方面,需要培养具有护理专业知识的新型临床医生。

2. 措施内容

该法案规定辅助医疗保健专业人员的改革创新。可以认证高级临床护理医师(或护理医生),并参与由医生协调的初级保健团队。例如,高级护理医师可以根据慢性病患者的病情,补充处方、检查项目或修正其处方。为了方便民众接种疫苗,一些健康专家的辅助技能将得到扩展。例如,助产士可以对产妇和新生儿进行接种,执业医生、助产士、牙医、物理治疗师和护理医师可以开具尼古丁替代品处方。

措施12：重新实行共享病历以方便患者随访

1. 措施目的

对患者的医疗服务通常涉及不同时间、不同地点的不同人员。照顾好生病的人需要满足两个条件：该患者在同一个地方接受治疗;需要向所有为该患者提供护理和保健服务的机构或人员提供相关病历信息。

2. 措施内容

为了管理人员和患者(尤其是慢性病患者)在每个阶段都可以使用所有的医疗信息,提出重新实行共享医疗文件(DMP)。患者可以在任何时间自由访问共享医疗文件,并保护其隐私。对于专业人士来说,共享医疗文件,能够让其全程管理、协调患者。此外,共享医疗文件也是妇女分娩医院和城市医院之间的"联络单",为医生、护士或药剂师指导整个分娩过程提供帮助。

措施13：加强医院公共服务联络

1. 措施目的

正如"医院信心公约"所宣布的那样,医院在国家卫生战略中处于领先地位,医院组织也极具多样性：从大型教学医院到专业医学研究和培训机构,某些地区在第一级护理中发挥关键作用的当地医院。所有医疗机构服务提供者必须确保公共服务的整体一致性和持久性。

此外,这些地区需要强大的医院,能够开发和实施符合人口需求的医疗研究项目。孤立和协调不佳的公立医院可能无法单独应对这些挑战。

2. 措施内容

这些新的举措始于对公立医院服务范畴的重申。这项服务由2009年7月21日颁布的医院-地区-患者健康法案组成,该法案已在14个任务中削减了公共服务。从2013年的《社会保障融资法》开始,重申了公共医院以"集团"方式提供公共服务及相关义务的定义。对于公立医院之间的合作,将通过建立地区医院组来促进附近医院共同开展医疗项目,共享任务或支持功能。其他措施包括：鼓励眼科医生和验光师之间的合作，促进镜片的交付，以改善视力保健服务，并减少与眼科医生预约的延误。以全科医生为核心组织的基层医疗队，支持（包括财政支持）每个区域医疗服务机构层面卫生专业人员采取的举措，改善初级保健的可及性，包括全科医生和专科医生、辅助医疗人员、社会医疗保健服务人员、区域职业健康社区。加强公立医院之间的合作，建立医疗服务联合体。通过确保早期诊断、开展预防，并以协调的方式提供最具创新性的技术和护理方法，改善精神卫生领域的资源不平等（包括药物治疗、心理治疗、心理社会干预）。

4.3.3 改革重点 3：坚持创新以保障患者的权利和安全

强化保障患者权利和安全的法律为患者创造了新的权利，如补充了一些被遗漏的患某些严重疾病患者的权利，并在全境内更有效地执行终止妊娠服务。通过采取强有力措施来推动卫生民主，例如，开放卫生数据，加强使用者与卫生机构的运作联系，以及医生和卫生行业之间利益链接的透明化。通过对药物供应和成本控制的立法确保患者的就医安全。

措施 14：保护晚期癌症患者和其他重病患者病史信息的隐私

1. 措施目的

这是法国总统于 2014 年 2 月发起的癌症计划Ⅲ的具体措施，也是法国第一次在国家法律中规定了许多人的遗忘权原则。严重疾病患者特别是晚期癌症患者必须借钱或投保时常常会遇到阻碍。这项法案规定，银行或保险机构不允许私自调查患者的健康档案并拒绝为其投保或借款。该措施还重申政府对患者的医疗保障和为患者利益考虑的承诺。

2. 措施内容

患有癌症的儿童和青少年将不会在治疗方案结束后 5 年被报告病史。该措施是让受癌症影响的儿童和青少年的生活能够不因疾病而受到影响。

所有癌症患者无论患有何种癌症，都不会在停止治疗后 10 年内报告任何病史。

措施 15：启动"集体公诉"行动

1. 措施目的

诸如法国贝丽公司劣质乳房假体事件让受此影响的受害者人数众多。在过去的几十年中，健康产品一直以类似方式造成不良影响。目前上诉程序已被证明不适用这些情况，而且公民经常发现自己在面对肇事者时不得不辞职和放弃上诉，因为司法程序非常复杂和耗时，受害者经常被单独留下。

2. 措施内容

该法案将允许受害者通过"集体诉讼"方式更好地为自己辩护，它向集体提供了在法庭前提出申诉的可能性。具体而言，批准的卫生系统用户协会现在可以启动程序，以识别由同一原因导致的人身伤害责任。因此，它将能够避免因个人上诉而增加的司法程序，这对受害者至关重要。在司法程序结束时，将根据每个受害人的实际损失分别确定赔偿金额。

措施16：改善和保护全国各地选择人工流产的权利

1. 措施目的

法国每年有将近22万名妇女实施人工流产。大多数人可以毫无困难地接受堕胎，但有些人被限制或管理不善。该法案通过改善有堕胎意向妇女的临床诊疗路径来增加这项措施的可及性。

2. 措施内容

该法案规定若干措施，以改善和保护所有妇女选择堕胎的权利。

（1）每个地区制定人工流产相关计划。依据法律规定，接受人工流产术后的妇女全年将获得特殊照顾。为了确保该措施被全面覆盖，每个区域卫生机构将不得不正式确定区域性的人工流产保护计划。

（2）废除人工流产前7天思考期。进行人工流产前至少7天的思考期，可能妨碍妇女选择堕胎的方法和（或）位置。取消7天思考期的规定，可以改善希望终止意外妊娠妇女的堕胎条件，保护妇女的堕胎权。

（3）每个地区医疗中心设立人工流产中心。有一半的堕胎是在城市进行。药物堕胎的方法并不适合所有女性，明智的选择是采用机械人工流产。地区医疗中心医生开展机械人工流产，虽然可能会增加医疗服务价格，但可以为希望终止妊娠的女性选择合适、科学的方法。

（4）助产士可以使用药物性堕胎。通过增加全国助产士堕胎药物的供应量，将使妇女堕胎更加便利，这项措施也更好地承认了助产士的作用。

措施17：开放健康数据访问平台

1. 措施目的

政府投票赞成开放健康数据的访问平台，这是一个重大的民生问题。开放健康数据访问平台，必须兼顾隐私保护。在卫生领域信息数据爆炸性增长、存储能力不断扩大、个人数据的传输和互联日益便捷，这个问题至关重要，并值得在法律上明确。法案提出在保护科学研究和个人信息的情况下，设置获得健康数据的必要条件。

2. 措施内容

其目标是通过国家卫生数据系统汇集对公共利益研究有用的信息，实现卫生数据系统的现代化。来自医疗保险、医院和诊所、研究机构和统计局的数据整合可以研究和回答复杂的问题。该措施还引入一系列严格的规则和程序，确保尊重个人数据的机密性。

措施18：增加健康利益链的透明度

1. 措施目的

卫生专业人员与保健品行业之间的联系，对于治疗进展至关重要。与以往任何时候相比,都需要进一步确保它们之间联系的透明度,澄清医疗专家在向当局提出建议时是否受到潜在利益链的干扰。

增加健康利益链的透明度是告别怀疑时代、增强健康民主信心的举措,这必然需要卫生系统现代化法案的保障。

2. 措施内容

为了加强医学实验室和医疗行为者之间利益联系的透明度,该法案提出公布保健品行业和卫生专业人员之间合作框架内支付的报酬,作为公共利益的一部分上报,或者在卫生部为此而开发的网站(www. transparence. santé. gouv. fr)上进行公示。为保障公众申报利益的后续行动,该法案要求每个机构都有一名官员来管控这些申报。这些措施可以加强医疗专业人员和个人参与利益链接的透明度,以多种方式参与有关药品管制的公共决策。

措施 19:提高药品和医疗器械的安全性

1. 措施目的

卫生安全是政府政策的优先事项,也是国民日益关注的问题。

法国药物的分销线路受到物流的影响,导致患者用药短缺,而这些药品在治疗中不可缺少,特别是某些疫苗的短缺。必须加强物流工作人员的调休制度管理,以防止出现基本药品短缺,特别是加强对药物供应链(实验室、分销商)各种行为的监管。

在健康安全领域,人们关注的焦点集中在药物上,对医疗器械的关注则较少。然而,2010年法国贝丽公司劣质乳房假体事件成为重大健康丑闻,促使人们重点对可植入医疗材料进行重点监管。

2. 措施内容

为了更有效地预测和管理药品供应,该法案创建了具有重大意义的具体药物清单。制药业必须保证这些药物的供应,包括:建立库存短缺的管理计划,确定替代生产活性物质的场所和替代生产专有药品的场所,并在适当情况下开发可能存在的专业产品来替换有缺陷的药物。

当发现供应中断时,将禁止出口有主要治疗意义的药物或同类药物。这些规定同样适用于疫苗(主要是强制性疫苗或免疫计划推荐的疫苗)。

无需等待新的欧洲医疗器械法规出台,该法案加强了对医疗器械的监管和追溯。供应商在向法国国家药品和健康产品安全局申报某些医疗器械(尤其是植入性医疗材料)时,需递交设备的特性总结报告,以协助完善市场监督。此外,卫生机构必须规范对使用医疗设备患者的长期随访,并保存相关记录。

其他措施包括:

(1)确认不歧视同性恋者献血。

(2)在国家卫生机构理事部门中强制选用患者代表。

(3)通过组建医疗、制药和牙科工作人员高级理事会,以及卫生机构的现代化内部治理,加强医疗机构的社会对话。

（4）加强患者参与卫生设施决策，代表卫生机构用户的委员会将在质量、护理安全和护理路径问题上获得通知和咨询。

（5）告知患者住院费用，任何医疗机构必须在患者出院时向患者提供详细的住院费用书面清单。

（6）允许有法律登记的同居伴侣访问死者的医疗档案（目前只允许死者的配偶查询）。

5

2018—2022 年法国国家健康战略

雷萍

经过历时 3 个月的会议讨论,法国政府于 2017 年 12 月 20 日正式通过 2018—2022 年国家健康战略(NHS)的 4 项优先工作:卫生预防,改善就医不平等,提高护理质量以及医疗创新。具体法案以及实施细则已于 2018 年 1 月正式颁布。卫生预防工作主要是鼓励改善健康的行为,以减少不良生活习惯带来的医疗花费。例如,因肥胖产生的医疗花费高达 204 亿欧元,因酒精产生的医疗花费达 150 亿欧元,因烟草产生的医疗花费达 266 亿欧元。政府行为包括继续提高烟草价格,到 2020 年一包烟的售价将达到 10 欧元。在患者服务方面,政府计划加强门诊建设,以避免不必要的住院。此外,政府计划加强新生儿筛查,关注囊肿性纤维化、耳聋等 5 种罕见疾病。

5.1 战略的定义和目标

国家健康战略是法国卫生政策的框架。它由政府界定,并基于国家公众健康高级委员会对人口健康状况、影响健康主要因素的分析来制定可能的行动策略。国家健康战略属于经济和财政框架的一部分,法国政府目前的财政框架以持续恢复公共财政状况为目的。国家健康战略的制定有助于提高卫生系统的效率,同时支持卫生系统转型,并保证倡导全民健康行为的可持续性,这是维持所有人获得优质护理的必要条件。

2018—2022 年的国家健康战略确定了政府未来 5 年的卫生工作重点,以回应国家卫生系统所面临的主要挑战:①与增加接触污染物和毒素有关的健康风险;②人群接触感染的风险;③慢性病及其后果;④卫生系统适应人口、流行病学和相关社会学挑战。

根据公共卫生高级委员会于 2017 年 9 月提交的关于人口健康状况的报告,卫生与劳工部长确定了 4 项优先主题,围绕这些主题将组织卫生领域中期和长期健康状况的重大项目。4 项优先主题分别为疾病预防和健康促进、减少就医资源的不平等、提高护理质量、实施创新。

国家健康战略围绕 4 个互补的方向制定并实施总战略目标。

(1) 在所有环境和生活中实施健康促进以及疾病预防政策。

(2) 改善获得就医资源的社会和地区不平等。

（3）在医护服务的每个阶段，保证护理质量、安全性和相关性。

（4）通过重申患者的角色来创新改变卫生体系。

此外，还提出了儿童和青少年健康政策的 7 个优先事项，以及科西嘉和海外社区健康资源不平等的解决方案。

5.2　战略的实施和评估

2018—2022 年国家健康战略正式通过政府的磋商程序，在 2017 年底由卫生和劳工部部长最后通过。国家健康战略是政府为可持续恢复公共财政制定的经济和财政框架的一部分，有助于加强卫生系统的运行效率，确保医疗卫生支出的可持续性，以维护所有获得优质护理的条件。到 2018 年上半年，国家健康战略将通过国家计划和方案以及区域卫生机构确定的区域卫生项目来实施。

5.3　主要行动

在部门间协调和动员所有公共部门支持并参与维护和改善人口健康的公共卫生政策。

制定行动策略，实施流动性的个人健康跟踪计划，使所有适合人群都可以受益。

行动策略适用于每个地区（城市政策的优先区域、农村地区、山区、季节性强的地区边界）。

简化监管框架，为该领域的参与者提供更大的灵活性。

在决策之前，特别是在卫生民主的框架下，让所有利益相关者（用户、地方和国家当选代表、协会、公司、专业人士代表机构和卫生专业人员）参与决策的制定。

使所有参与者都遵守道德和团结原则（无障碍、平等、不歧视、连续性等），并在所有人中（无论是公共还是私人，以及所有专业人士）建立透明、独立和预防利益冲突的文化机构。

支持科研和数据研究（包括人类及其环境健康影响的数据研究）的方式进行分析报告，以更好地做出应对决策。

5.3.1　战略目标 1：预防优先

通过加强健康促进教育，以帮助减少因不恰当的个人健康行为而导致的巨大社会经济负担。这项政策适用于所有年龄段和所有生活领域的人群，包括学校、企业、行政部门、武装部队、卫生和医疗社会机构、社会支持机构、司法关怀场所和剥夺自由场所。

1. 个人健康行为促进

（1）健康饮食，定期进行身体活动，预防成瘾行为（如烟草、酒精、合法和非法精神活性物质等）。

（2）免疫接种疫苗，可以自我保护免受严重传染病危害，并保护周围的人，尤其是弱势群体（如婴儿、孕妇、患病或免疫力低下的人和老年人）。

（3）促进性教育；改变与性别认同、性取向、年龄或残疾相关的社会表征来区别对待艾滋病病毒感染者；防止暴力，特别是侵害妇女的性暴力。

2. 其他健康促进

除个人行为外，健康促进还涉及尽早发现和控制与自己的生活环境相关的风险，以及这些环境的变化，特别是气候变化。

（1）促进健康的生活和工作条件，并控制环境风险（如减少暴露于污染内饰、不合适住房等）。

（2）制定慢性病的早期筛查（如乳腺癌、结肠直肠癌等）、检测和早期管理政策。

（3）促进专业人员在生活健康与保健方面的合作行动，包括学校、企业、行政部门、社会和医疗保健场所。

5.3.2 战略目标 2：改善获得健康资源的社会和地区不平等

在法国，由于社会和经济原因放弃治疗的患者比例依然过高，政府面临的挑战是消除获得卫生资源的社会和经济障碍。

（1）给投保人补充相关的医疗费用（特别是牙科和助听器、医疗光学）。

（2）强化获得健康保险权利（简化行政程序和设备），这也是一个防止由于交通事故、工伤事故、长期患病或创伤事件受害者造成职业和社会解体的风险问题。

（3）健康状况受损人群的社会重新融合需要所有参与这一领域的人员（护理机构、社会保障基金）共同协调参与，并根据工作进行更深入的援助。

对抗获得就医不平等的方法是保证全国各地医疗保健资源供应的可及性，这是如何定义新的医疗服务体系的问题。同时，这也是地方政府在地区规划和提高地区吸引力支持政策方面的核心问题。为了解决健康资源可及性这一复杂问题，该解决方案不能仅靠单一的措施，而是需要地方制定一系列灵活、适应性强、具有创新性的措施。这就要求初级保健机构与专业医疗机构相结合来保证城市与偏远地区的卫生资源供应。例如，根据地区的需要，提供医疗和护理资源，增加地区卫生专业人员人数，简化行政管理程序。

5.3.3 战略目标 3：保证医疗服务每个阶段的护理质量和安全性

法国医疗保健专业人员的技术知识水平和医疗保健质量已经得到法国和国际认可。但是，卫生系统必须发展，不断满足人们新的健康需求。为此，区域卫生机构与专业人员、机构、地方当局和卫生民主机构一起，有责任鼓励地方合作，支持创新组织的建立，并为患者的每一步护理提供顺畅、高质量的服务路径。

1. 初级卫生保健

初级卫生保健是国民日常保健的前沿，因此是所有卫生政策的基础。在人口老龄化的背景下，现代化和初级保健如何适应慢性病的发展和家庭护理的强烈需求，已经成为不可避免的问题。

2. 医院服务提供

这是一个需要卫生资源重组的问题,以便优化技术和人力资源的使用(技术平台、防护线),并提高整个医疗卫生领域的质量。目前医院服务面临的挑战也是应对医疗服务人口增长的压力,应充分利用医学和技术进步带来的机遇。

(1)重组公共和私人卫生机构。采用多种方式的激励机制,改进医院活动的资金筹措方法,并在绩效指标的基础上更多考虑服务质量。

(2)确保处方、医疗行为、辅助检查和住院的相关性。确保实践的相关性,以提高服务质量并可节约费用(如住院和再住院)。卫生系统的管理和监管必须进一步加强质量控制,质量的测量必须基于患者和用户所感受的服务体验。

(3)对于专业服务人员,满足全职卫生专业人员的需求。通过适宜护理新技术以及医疗活动的初步和持续培训政策,定期更新服务技能,并密切关注他们的身心健康。

5.3.4 战略目标4:通过重申用户的角色创新改造卫生体系

医疗系统必须不断适应知识和技术的更新,同时也要适应卫生专业人员和用户的新需求。其目的是提出创新做法和治疗方法,支持医疗和技术创新,确保获得创新疗法。

(1)设立法律框架,通过区域干预基金(FIR)或卫生创新基金,促进地方和国家的创新实验,并在财政上支持创新组织。

(2)患者医疗保健中的参与者角色得到重申,患者必须参与卫生系统的管理。

(3)公共卫生信息服务作为向用户提供服务的工具,可以让就医者能够便捷地找到就医资源以及相关医疗服务,了解他们的权利,并对就医质量进行评估。

5.4 预防优先的政策与措施

2018年3月26日,法国国家公共卫生管理局主办了国家级部际委员会。此会议由国务院牵头,国家卫生部主导,联合国务院、教育部、农业和食品部、体育部等多部门,探讨法国2018—2022年国家健康战略的首要任务以及执行方案。在这次会议中,总理爱德华·菲利普和卫生部长阿涅斯·布赞介绍了预防优先的健康计划。这个计划的中心主题是预防,也是法国2018—2022年国家健康战略中的首要任务。总理表示:"预防必须成为改善全民健康一切行动的中心。"

阿涅斯·布赞部长表示:健康促进和疾病预防是政府2018—2022年国家健康战略的首要任务,法国每年将挽救近10万条生命。预防政策的优先事项说明,我们希望改变法国的卫生体系,同时考虑每个公民的各种特殊需求。因此,其创新方法必须成为国家健康战略的第一核心。这一双重战略不仅将预防政策的转化确定为优先事项,还将由国家和区域卫生机构以及其他部委一起牵头,实施公共卫生政策的横向联系。此计划的两个核心思想是:以政府主导、健康促进为首,为不同人群实现健康环境。

5.4.1 以政府主导、健康促进为首

"健康是一种完整的身体、精神和社会的良好状态,而不仅仅是没有疾病或虚弱。"在社会生活中许多因素可导致健康的改善或恶化,如食品质量、环境风险、危险行为、教育背景、住房、体力活动等都会对健康产生影响。因此,应该开展一系列公共卫生政策来促进全民的福祉和健康。世界卫生组织建议通过将所有公共卫生政策纳入健康范畴,采取全面的卫生政策方针,这也是2018—2022年国家战略健康发展的核心。研究显示,健康的预期寿命延长和可预防的过早死亡率降低是社会卫生发展最重要的进展。因此,国家公共卫生政策必须强调主要投资于健康促进和疾病预防。

5.4.2 为不同人群实现健康的环境

由于干预措施必须尽可能早地适应人口群体的特点,因此,预防优先措施体现在一系列基于个人及其生活环境和健康行为。例如,从人生4个阶段来保持健康的环境和生活行为:健康怀孕和健康新生儿,儿童和青少年的健康,25～65岁成年人的身体健康状况,老年并防止丧失自理生活能力。

该计划针对每个生命阶段,详细说明了实现有利于健康环境的措施。这些措施还在于发展一种共同的健康预防文化,即针对政府及所有法国人共享的文化。通过让每个人获得更好的信息,可能受益于新的健康服务,让其能够成为自己健康的运动员。例如,根据年龄、生活状况、健康状况,从非常年轻时即采取正确的行为。这些措施是渐进性的,将在5年期间被调整和持续,以改善法国人在人生每个阶段的生活质量和健康状况。法国政府会在未来5年内向预防优先行动增加4亿欧元的投资。

5.5 预防政策的25项示范性措施

(1) 为怀孕妇女和备孕妇女补充叶酸。

(2) 更好地预防成瘾性消费行为,更好地识别怀孕期间的成瘾特征。

(3) 建立一个参考信息网站,开展宣传活动,向公众宣传日常化学品的风险。

(4) 为0～6岁的儿童制定健康计划。

(5) 通过加强体育锻炼来预防儿童肥胖。

(6) 通过创造大约100个海外专家助理职位,增加海外领域的医疗服务提供,并创造有吸引力的就业环境。

(7) 在学校开展健康促进教育。

(8) 预防青少年的听力损伤。

(9) 为25岁以下的青少年提供安全套试用卡。

(10) 加强精神活性物质依赖者的干预。

(11) 系统地为在大量酗酒后被送往急诊室或住院治疗的年轻人提供专门支持。

（12）对 80％的人口进行急救培训。

（13）对学生进行心理健康疏导和培训。

（14）戒烟治疗从统一费率转为实报实销。

（15）加强对病毒携带者的预防和筛查，计划到 2025 年消除法国的丙型肝炎病毒。

（16）开展宫颈癌有组织的筛查工作。

（17）简化疫苗接种过程，推广流感疫苗接种。

（18）为食品建立营养分值，包含商业餐饮和非预包装加工食品。

（19）将法国人均食盐消费量减少 20％。

（20）减少接触内分泌功能干扰物的机会。

（21）在体育赛事期间，动员体育联合会为健康促进服务。

（22）更好地考虑残疾人的健康促进需求。

（23）按部门为孤独或生活不稳定的老年人提供援助。

（24）积极防止老年人丧失生活自理能力。

（25）在养老机构组织口腔保健服务。

措施 1：为怀孕妇女和备孕妇女补充叶酸

1. 背景

神经管闭合异常是脊髓畸形的原因，是最常见的新生儿畸形之一，估计每 1 000 例中有 1 例发生（活产、死产和医疗中断妊娠）。叶酸在胚胎神经系统的正常发育中起着重要作用，特别是在神经管闭合时进行干预。

2. 目的

鉴于普通人群缺乏叶酸的摄入（主要来自饮食中的叶菜），建议在受孕前和怀孕期间对妇女进行系统的药物补充。

3. 措施

在受孕前至少 4 周和怀孕的头两个月内，定期为备孕妇女补充叶酸，并开展有关妇女和卫生专业人员的宣传教育。

措施 2：更好地预防成瘾性消费行为，更好地识别怀孕期间的成瘾特征

1. 背景

怀孕期间的成瘾性习惯（包括吸烟、饮酒）是母亲及其孩子健康的重要危险因素，会引起严重的并发症（如早产、婴儿突然死亡或儿童功能异常）。怀孕期间的烟草消费，导致孕早期胎儿死亡的风险和早产的风险增加 3 倍。估计每年有 700～1 000 名新生儿受到胎儿酒精综合征的影响。

2. 目标

对孕妇自己和她们在受孕期间的消费风险进行教育，并劝导孕妇停止饮酒和戒烟。

3. 措施

（1）提高健康信息的可见性，在酒精容器上标识"怀孕期间零酒精"，包括显著标识"禁止孕期女性使用"。

（2）为孕妇提供消费（酒精、烟草、大麻）自我评估测试，特别是在早期产前检查（一般为怀孕 4 个月）时进行宣传，并促进孕妇与卫生专业人员的沟通。

措施 3：建立一个参考信息网站，开展宣传活动，向公众宣传日常化学品的风险

1. 背景

在日常生活中使用的各种产品（包括内分泌功能干扰物）及化学品对人体健康存在不良影响，这是人们尤其是孕妇日益关注的问题。

2. 目标

告知公众日常化学品的不良影响，如何自我保护以预防其潜在的对健康的不良影响。

努力让人们避免接触这些产品，特别是对于敏感人群（如孕产妇、老年人、孩子以及没有足够知识和财力用以防范的人群）。

3. 措施

在 2018 年年底之前，在国家食品安全局的支持下，法国国家公共卫生管理局将建立一个参考信息网站，公布消费品中所含化学品的信息，并向公众开展宣传活动。

措施 4：为 0～6 岁的儿童制定健康计划

1. 背景

亚健康状况已经出现在 6 岁以前甚至 3 岁前的儿童。例如，法国有 21% 的工人子女和8.5% 的高管子女出现超重或肥胖。

在没有干预的情况下，亚健康状况会持续存在，可阻碍正常的儿童教育，从而增加社会不平等。

2. 目标

从一开始国家就加强防止社会和健康不平等的行动，呼吁家长、教育机构和社会机构共同参与。这些行动必须基于对儿童需求的详细分析，同时考虑个体身体、精神和情感发展的不同阶段。

3. 措施

继幼儿预防计划延长为 3～18 个月之后，与所有相关机构一起，为低于健康分值的儿童建立健康改进计划。

措施 5：通过加强体育锻炼来预防儿童肥胖

1. 背景

2015 年，法国有一半的成年人（54% 的男性和 44% 的女性）体重超重，有 1/6 的人肥胖。

关于儿童肥胖的数据如下：2013年，5～6岁儿童的超重率为11.9%（其中3.5%为肥胖），10～11岁年龄组超重率为18.1%（其中3.6%为肥胖）。儿童肥胖对成年期肥胖有一定的预测作用：在青春期之前，肥胖儿童在成年期继续肥胖的可能性为20%～50%，在青春期之后为50%～70%。

无论年龄和性别，营养和运动作为两个减重的决定因素，对健康的益处已经得到证实。在解决超重和肥胖的问题时，这两个因素都非常重要。

2. 目标

减少儿童超重和肥胖。为了在未来3年继续加强针对3～8岁儿童预防肥胖的健康保险行动方案，国家医疗保险局将根据孩子及其家长的需要和动机，为每个适龄儿童提供集体的体育活动计划。

3. 措施

预防3～8岁儿童肥胖的行动方案已经在法国的4个地区（北方、加莱、塞纳圣但尼和留尼汪地区）开展。该行动方案允许医生根据孩子的情况及其家长的需要开具健康服务包处方（包含饮食咨询、体力活动测量或心理辅导等）。这些测量和评估是由基本医疗保险基金定点服务机构的卫生专业人员以及区域医疗机构的职业心理学家完成。

根据儿童及其家庭的需要，通过该行动方案来调整身体的各项功能，提出多学科管理，以便尽早采取行动控制儿童超重和肥胖。

同时，将适应性体力活动的处方按比例纳入慢性病患者的诊疗和康复管理。自2011年以来，国家高等卫生局已经将运动视为一种有效的非药物疗法，对疾病预防有明显好处。

措施6：通过创造大约100个海外专家助理职位，增加海外领域的医疗服务提供，并创造有吸引力的就业环境

1. 背景

像法国一样，其他国家在某些特殊领域的医疗资源也存在短缺，如复苏、麻醉、产科、新生儿等。

2. 目标

为了实现国家卫生战略第二项主要任务和海外卫生计划目标，加强在当地提供护理，以减少地区卫生服务的不平等。

3. 措施

通过提高这种"身份"的吸引力，创造大约100个海外专家助理职位。签订6个月至2年的短期合同，提供流动性住房，并为专家返回法国以后提供职业优待服务。

措施7：在学校开展健康促进教育

1. 背景

在学校开展健康促进教育，可以使学生在关怀环境中获得幸福感，建立信任和促进成

功。教育必须向所有学生强调对健康的态度,帮助一些学生更好地应对健康问题或防止危险行为。儿童和青少年时期的健康风险行为(如成瘾、久坐的生活方式和饮食等)增加,会加剧社会不平等。

2. 目标

改善学校健康促进教育的环境条件,在小学和初中开展早期的预防和健康促进活动。

3. 措施

需要综合采取若干措施,以实施全面、有效和协调一致的行动。

(1) 在学校机构以及家长团体推行健康教育促进计划。

(2) 在所有小学和中学推广"学生大使"活动,其作用是与其他学生分享健康预防信息。"学生大使"将收到包含各种预防干预措施(特别是烟草、酒精、营养、身体活动、环境)的教育包。

(3) 为家庭提供资源,使他们能够为孩子提供更好的健康预防。这些工具将被整合到"家长套件"中,并在 2018 年完成修订。

(4) 促进每所大学与高中以及附近的青少年教育咨询中心(CJC)之间的伙伴关系,加强青少年教育咨询中心与教育团队之间的交流和联系。

措施 8:预防青少年的听力损伤

1. 背景

高分贝音乐的泛化会导致严重且不可逆转的听力障碍,需要加强对年轻人的预防教育。

2. 目标

减少听力损伤的行为,提高对急性听力损伤的认识,并尽早发现听力问题。

3. 措施

(1) 对 15～16 岁的青少年健康检查中,鉴定听力障碍和提供预防建议。

(2) 在健康保险 100% 覆盖的儿童健康 20 项检查中,纳入年轻人听力损伤检查。

(3) 开展听高分贝音乐的风险和使用耳塞的安全常识的全国宣传活动。

措施 9:为 25 岁以下的青少年提供安全套试用卡

1. 背景

法国年轻人性健康状况令人担忧,特别容易遭受性传播疾病感染(IST)。年轻人中有 1/4 呈现血清阳性结果,其中又有 2/3 的人感染淋病,2/3 以上的人感染衣原体。梅毒病例也在增加。安全套使用仍然是保护自己和他人免受艾滋病和性传播疾病以及防止意外怀孕的基本方法。

2. 目标

实施有针对性的教育,包括有关避孕的方法、性传播疾病的筛查,以及在年轻人中推广男性和女性安全套使用方法和获得途径。

3. 措施

在少数 25 岁以下年轻人中开展性健康教育,在性传播疾病高发地区(包括海外地区)实行预防措施的宣教计划。该计划以传播性健康信息、增强青少年性健康意识为基础,借鉴已经在英国评估和验证的计划,并由移动卫生专业人员发放免费安全套获得卡。此计划在2018 年与参与者共同构建了一套规范,以确保 2019 年该计划的执行。

此外,该计划还向年轻人宣传每年的筛查活动,针对艾滋病、病毒性肝炎、其他性传播疾病。

措施 10:加强精神活性物质依赖者的干预

1. 背景

法国人(尤其是年轻人)精神活性物质的依赖显著高于其他欧洲国家以及全球的平均水平。在接受调查的 17 岁青少年中,有一半人在过去 1 个月有大量饮酒,近 40% 的青少年吸食大麻。在青少年期间,对精神活性物质的过度依赖可能产生严重后果,可造成发育迟缓、学习或社交障碍;且易产生成瘾性,还难以戒断。

2. 目的

通过对精神活性物质年轻依赖者应尽早干预,识别处于戒瘾困难中的人,并根据一系列医疗、心理、社交、教育措施,将他们交给适当的护理机构,从而防止患者重新成瘾并出现其他问题。

3. 措施

其目的是加强对精神活性物质年轻依赖者的干预,实施"戒瘾"集体预防行动,并以匿名和免费的方式欢迎 11～25 岁青少年及其家人加入,解决他们对精神活性物质(如烟草、酒精、大麻)或网瘾(如屏幕游戏)戒断的困难。这也是为了建立学校与精神活性物质依赖者咨询机构之间的密切合作关系,以指导戒断困难的年轻人摆脱成瘾性。

措施 11:系统地为在大量酗酒后被送往急诊室或住院治疗的年轻人提供专门支持

1. 背景

许多年轻人因急性酒精中毒而被送入急诊。

2. 目标

在紧急入院后实施有针对性的系统干预方法。

3. 措施

系统地为年轻人提供紧急入院后的预防性方法和指导。通过发放小册子和简短谈话等措施,进行青少年饮酒不良影响的教育。

加强卫生设施的专业戒毒联络小组(ELSA)活动,便于进行专门的干预手段(酒精依赖者咨询协会和青少年家庭也参与其中)。

措施 12:对 80% 的人口进行急救培训

1. 背景

在国家和社会面临着前所未有的灾难(如自然灾害、事故、攻击等)时,每个人都会面临困境并做出迅速反应。因此,必须实施急救培训计划。目前,只有约 20% 的法国人接受过急救训练,约 50% 的学生接受过公民预防和紧急情况 1 级(PSC 1)训练。

2. 目标

让法国人知道在发生紧急情况和灾害事故时应该如何应对和处置。

3. 措施

对 80% 的人口进行急救训练。由内政部牵头,在 2018 年底前以确定申请方式并与所有利益相关方进行协商。将特别注意青少年,应根据受训者的年龄提供相应的培训:小学学习援助知识,中学中的小学六年级学习"救命",第三类中学三年级进行 PCS 1 培训。对高等院校没有接受过 PCS 1 培训的学生进行"补课",同时对已经接受过 PCS 1 培训者更新相关知识。通过增加培训点,让 80% 的人口接受急救训练。

措施 13:对学生进行心理健康疏导和培训

1. 背景

除了躯体的急救之外,还需要对心理问题进行早期干预,因为晚期治疗将导致更严重的后果,它会作为一种"慢性病"使患者长期受到困扰。

2. 目标

培养学生如何对精神困扰做出反应。

3. 措施

在法国引入心理健康疏导培训,学习如何应对心理困扰,方便与专业心理学专家取得联系、支持和指导。目的是培训人们更好地了解和识别精神障碍,并知道在出现问题或危机时如何应对和处理。一个专门针对青少年综合精神问题的培训项目正在制定,它将与全国学生预防工作共同推进。

措施 14:戒烟治疗从统一费率转为实报实销

1. 背景

法国有超过 1 300 万人吸烟,但有超过一半的人想戒烟。烟草是癌症、心血管疾病和呼吸衰竭的主要危险因素,每年造成 73 000 人死亡。虽然国家烟草控制计划规定,所有参保人每年可获得 150 欧元的一揽子计划,并且 2016 年和 2017 年全民戒烟行动已产生重大影响,但仍然有超过 1 300 万吸烟者。使用戒断疗法的主要障碍之一是需要系统地提高整套方案的成本。

2. 目标

为所有想戒烟的吸烟者(特别是处境不好的人)提供戒烟治疗。

3. 措施

支持戒烟已经进入一个新的阶段:以前每名参保者每年有 150 欧元用于戒烟报销,目前按照所有可报销药品的标准报销戒烟费用。这样既可以避免因成本而中断戒烟治疗,又可以在整个地区提供相同的戒烟治疗费用。

这次运动是渐进的,因为它涉及实验室方法。政府已经开始登记第一批可以报销的戒烟产品。因此,该措施为吸烟者提供更加方便和有效的康复方案,并且更加方便卫生专业人员。

这项措施是未来国家烟草控制计划的一部分,是政府加强对青少年的保护和反对吸烟者行动的有效措施,其中包括打击烟草扶持资金。

措施 15:加强对病毒携带者的预防和筛查,计划到 2025 年消除法国的丙型肝炎病毒

1. 背景

世界卫生组织在法国举办的 2014 年世界卫生大会上制定了全球乙型肝炎和丙型肝炎消除框架(国际上把"消除"定义为减少 90% 的发病率、降低 65% 的死亡率)。自 2014 年起,进行预防和筛查抗病毒药物(DAA)可治愈丙型肝炎已被证实,因此需要采取行动加强对丙型肝炎的管理。

2. 目标

到 2025 年消除丙型肝炎。

3. 措施

到 2025 年消除丙型肝炎主要依靠下列 3 项行动。

(1) 通过促进医院——城市网络向新的开户者开放,加强获得丙型肝炎治疗的机会。

(2) 通过快速诊断 HIV、HCV、HBV 的综合方法,提高筛查的便利性。

(3) 通过创新导向来加强预防,争取覆盖偏远的受众。

措施 16:开展宫颈癌有组织的筛查工作

1. 背景

宫颈癌每年导致 1 000 多人死亡和 3 000 例新病例。早期识别宫颈癌的癌前病变,可以避免癌症进一步发展。即使采用宫颈涂片检查,仍有 1/3 以上的女性不会去检查。

2. 目标

扩大宫颈癌筛查的覆盖面,以达到80%的覆盖率。这项措施将有助于高危人群或距离卫生保健系统较远的人群接受预防和筛查。

3. 措施

在法国引入第三次全国有组织的筛查项目,即宫颈癌筛查项目。具体而言,所有在过去3年中未进行宫颈涂片检查的女性都将被邀请参加,并对涂片进行管理。此外,建议每3年进行一次宫颈涂片检查,以减少部分妇女过于频繁的筛查。

措施17:简化疫苗接种过程,推广流感疫苗接种

1. 背景

疫苗接种是预防传染病最具成本效益的干预措施之一。尽管疫苗接种取得了不可否认的进展,由于缺乏信息、疫苗供应组织的复杂性以及某些疫苗的可及性问题,导致部分人对这种预防持反对态度。

2. 目标

延长幼儿免疫接种义务服务期限,增加接种疫苗的机会。

3. 措施

政府的目标是与所有利益相关者协商,提高卫生专业人员的疫苗接种技能,并在2019年首次实施由官方授权的药剂师可以接种流感疫苗。

措施18:为食品建立营养分值,包含商业餐饮和非预包装加工食品

1. 背景

法国政府自2017年10月推出食品营养分值(nutri-score)标签应用程序。其目的是要求农业企业和分销商对于食品营养分值标签进行强制性执行(标注食品中脂肪、饱和脂肪、盐、糖、蛋白质的含量)。

在法国每年超过31亿的总税收中,餐饮服务占了近一半。餐饮行业的食品必须满足客人的生理和营养需求,从而为他们提供安全、健康、营养且在合理预算内的食品。食品营养必须适应各种情况和需求,从政府到企业,从小学到大学。营养分值有助于改善产品的营养信息,并帮助消费者购买更高营养质量的食品。

2. 目标

(1)更好地告知消费者关注膳食过程中的营养质量,特别是减少盐、糖的摄入,增加纤维摄入量。

(2)更好地告知消费者在购买散装和未包装食品时注意其营养质量(如谷物、蛋糕、

糖果、面包等）。

3. 措施

将营养分值扩展到集体和商业餐饮服务,这项措施首先要求营养分值适应集体餐饮的特点。将于 2020 年 1 月开始并逐步实施,在生产商和分销商自愿的基础上进行。该措施在所有儿童经常光顾的餐馆实施,简单直观的图形标识有助于学校和家长对儿童的营养教育,以改善他们的选择。

此外,正在起草的食品法案要求在 2022 年之前在学校和公共餐饮提供的膳食中,至少有 20% 来自有机食品。

将营养分值扩展到散装和未包装销售的食品。这项措施会从 2020 年 1 月 1 日逐步实施。

措施 19：将法国人均食盐消费量减少 20%

1. 背景

摄入过量的食盐是发生高血压的主要风险因素之一。世界卫生组织制定了每天食盐不超过 5 克的目标。在法国,盐的平均消费量为每天 8 克。自 2006 年以来,食盐消费量一直没有下降。世界卫生组织估计,食盐摄入量从每天 10 克降低至每天 5 克,将减少 23% 的脑血管疾病和 17% 的心脏疾病。

2. 目标

法国人口的食盐消费量减少 20%。

3. 措施

在国家对食品的总协调下,鼓励行业通过自律机制减少食盐的使用量,提高其他营养物质的含量。

措施 20：减少接触内分泌功能干扰物的机会

1. 背景

有些人类健康问题可能是由于过多接触内分泌功能干扰物造成的,如先天性畸形、生育力下降、性早熟、激素依赖性癌症和神经发育障碍等。这些物质不仅大范围存在于电子产品中,也存在于生活环境中。

2. 目标

动员工业行业发布公众信息,以减少消费者暴露于内分泌功能干扰物环境中。

3. 措施

鼓励制造商和经销商自愿作出承诺,通过传播预防信息或标签告知消费品中可能具有内分泌功能干扰特性的物质。

措施 21：在体育赛事期间，动员体育联合会为健康促进服务

1. 背景

在体育赛事期间，尤其是具有国际影响的赛事活动中，如奥运会、残奥会和法国体育联合会等，健康风险实践和行为有时可能会加剧。

2. 目标

媒体在体育赛事到来之际会进行大量的宣传活动，这些活动会对公众尤其是年轻人产生强烈的冲击。这是宣传预防疾病和健康促进信息的好机会。

3. 措施

动员并支持体育联合会在各级特别是在大型国际体育赛事中进行健康信息推广活动，有利于促进健康和减少非传染性疾病的四大主要危险因素（吸烟、酗酒、缺乏运动和肥胖）。

措施 22：更好地考虑残疾人的健康促进需求

1. 背景

对于一般医疗保健，残疾人的需求比普通人群要多，这与残疾人累积的特定健康需求以及身体和心理问题有关。

尽管需求有所增加，但由于残疾人的个人因素（如行动不便的、缺乏沟通技巧、对护理的恐惧、经济原因）和环境因素（房屋和设备的可达性欠缺、对卫生专业人员残疾方面的培训不足），导致相关的护理服务遇到许多障碍。

2. 目标

更好地考虑医护陪伴以及社会服务和设施（包括家庭护理服务），以满足残疾人的健康需求。

3. 措施

（1）每年至少进行一次健康检查，检测风险因素并开展预防和健康促进行动（如推广健康饮食、改变久坐的生活方式、接种疫苗、组织筛检和性健康教育等）。

（2）更好地考虑专业人员的工作和医疗机构残疾患者医疗护理的复杂性。

（3）在医保局门户网站上公布每个地区残疾人机构以及医疗保健人员的联系方式，增加适合残疾人照料场所（包括专门的咨询机构）的数量。

（4）为对残疾人开展身份识别和远程会诊。

措施 23：按部门为孤独或生活不稳定的老年人提供援助

1. 背景

自 20 世纪 60 年代以来，孤独老人越来越受关注。目前在 10 个法国人中就有 1 位孤独老人，总人数达 550 万人，其中 75 岁以上的孤独老人有 120 万。在生活和心理双重不稳定

的情况下,社会隔离会加快老年人生活自理能力丧失的速度。这种社会隔离也可能是疾病的风险因素。

2. 目标

通过采取区域性的举措并保持和加强举措的落实,保证经常有人访问和帮助孤独老人。目前面临的挑战是如何识别目标人群及其需求,将这些举措与需要他们的人联系起来。

3. 措施

主要依靠防止失去生活自理能力的志愿者协会来进行。

(1) 在全国老年保险基金(CNAV)成员登记册系统中,识别孤独或生活不稳定的老年人,开发用于识别退休人员健康状况不良的工具。

(2) 在每个社会服务部门均采取行动,关注和保护孤独老人。

(3) 动员孤独或生活不稳定的老年人参加公民服务团,由志愿者提供帮助。

措施 24:积极防止老年人丧失生活自理能力

1. 背景

人口老龄化伴随着残疾、丧失独立性、生理功能衰退的共同影响,随着年龄的增长,慢性疾病的患病率也在增加。到 2040 年,法国丧失生活自理能力的老年人数量大约为 200 万,到 2060 年将达到 240 万,涉及 145 万个家庭。此外,有近 59 万位老年人在疗养院生活。

2. 目标

该措施的总体目标是帮助人们随着年龄的增长而不发生残疾,并减少慢性疾病的患病率。

3. 措施

自 2018 年起,投入 1 500 万欧元的针对预防丧失生活自理能力和居民健康状况恶化的年度计划基金预防方案已经在疗养院启动。

在国家医疗保险基金和养老基金开展的健康检查和咨询中,会对达到法定退休年龄的人群进行系统化分析,以确定和预防其丧失生活自理能力的风险。

措施 25:在养老机构组织口腔保健服务

1. 背景

口腔健康是防止失去生活自理能力的主要途径之一,因为营养、社交和娱乐活动都需要良好的牙齿。

2013 年的国家高等医院管理局发布的报告指出,与居住在家中的老年人相比,住在医疗机构中的老年人会减少咨询口腔护理的机会。因此,通过改善居住在养老院的行动不便老年人的口腔健康,会在很大程度上提高老年人的生活质量和营养健康状况。

2. 目标

在养老院组织口腔护理。

3. 措施

（1）培训养老院的护理人员，通过日常口腔清洁、护理义牙等措施来确保老年人口腔卫生。

（2）通过动员区域卫生管理局和养老院的相关卫生专业人员，包括主任、协调医生和护士协调员，并依靠远程会诊甚至电视，组织专家筛查和系统化评估养老院老年人的口腔健康状况。

（3）系统地将口腔健康纳入学校项目，制定长期发展目标以及内部和外部评估。

5.6 其他配套措施

其他配套措施有提高民众对卫生服务和预防保健的认识。

1. 背景

法国健康风险行为的频率依然很高，尤其是在年轻人和社会弱势群体最为常见。

2. 目标

将医学生的预防保健机构实践作为医学生义务培训课程的一部分，将预防保健方法融入未来的专业实践中，并与所有的参与者，尤其是学校和其他相关学科专业人员合作。

3. 措施

截至 2018 年 9 月，有 48 000 名未来的医生、助产士或护士参与支持这些预防任务。预防疾病和健康促进卫生服务在初中、高中和大学的学生中进行，也会在养老院、城市政策机构、监狱、社会医疗机构、公共和私人企业机构进行。例如，预防和健康促进卫生服务专业的学生能够在学校中提高预防成瘾的意识；在大学里提醒学生提高对性行为健康问题的认识，或者提醒酗酒的危险。

5.7 创建个性化健康促进手机应用程序

1. 背景

法国公共卫生门户网站与伙伴网站（santé Publique France，Ameli，HAS，ANSM，INCA，CNSA，ARS，ABM）联合设计的应用程序已经上线，并于 2017 年 3 月推出试用版。这是一个促进公民获取参考信息的可靠、可访问的且可操作的网站。2019 年上半年，该网站覆盖范围计划逐步推广到全国范围。

2. 目标

为公众创建一个集成、可扩展、个性化的关于公共健康的移动应用程序,符合国家健康战略的以下目标:促进在所有环境中实施健康促进行动,促进正确使用药物,推广数字健康的使用以消除距离,支持为弱势群体或偏远地区人群使用卫生服务,加强对人群的免疫保护。

3. 措施

这项计划于 2018 年底开始实施,应用程序包括个性化的预防知识信息,这些信息通俗易懂,适用于不同人群(如筛查、营养、预防丧失生活自理能力等)和不同情景(如无烟、热浪、污染等)。该应用程序还包含个人信息(如可链接到共享的医疗档案、监控步骤、提供血型、提醒接种日期最后期限、健康指导等)、提供在线服务(如与医生预约、与有关卫生专业人员沟通、查询值班药房信息、提供警惕性和不良事件报告),以及由用户提供支持的工具。该应用程序由 Health. fr 实验室进行研究和开发。

6 法国医疗保险

雷萍，于广军

法国的医疗保险是普享型社会医疗保险，是法国社会保障制度的重要组成部分，并在发展与完善的漫长过程中逐渐形成自己的特色。法国医疗保险体系创建于 1945 年，直到 1956 年才真正开始建立起现代医疗保险制度，并逐步覆盖全民。截至 2006 年年底，法国的医疗保险已覆盖全国人口。

法国的医疗保险体系由两大部分组成，主要分成公共医疗保险和补充医疗保险。公共医疗保险承保基础广泛，自 2000 年 1 月实施《普惠制医疗保险法案》(CMU)后，在法国固定居住的每个人几乎都可以得到基本医疗保险保障。补充医疗保险是指大多数法国人通过参加互助保险、民间共济会或购买商业医疗保险获得补充保障。补充医疗保险提供的保障约占全部医疗总支出的 12%，在法国的医疗保障体系中占有重要地位，是政府制定公共政策时着重考虑的要素之一。

公共医疗保险隶属于法国就业与互济部管理，按照行业或阶层分为 5 项制度，分别是基本医疗保险制度、农业医疗保险制度、自由职业者医疗保险制度、特殊行业医疗保险制度、特别医疗保险制度。一般所说的医疗保险制度主要是指第一项(即基本医疗保险制度)。

从整体上看，法国的公共医疗保险提供的保障相当全面，对住院费用、治疗费用、门诊费用、处方药品费用等都给予比较充分的保障，对医疗用品、牙科和眼科也提供一定程度的保障。补充医疗保险则主要针对公共医疗保险保障不充分的部分提供补充性保障。本章对法国的医疗保险历史、保险内容、筹资和运行模式以及最新的改革政策进行介绍。

6.1 法国医疗保险的历史

法国社会保障制度历史悠久。在不断发展完善中，法国社会保障水平遥遥领先。19 世纪初至 80 年代末，社会保障制度出现萌芽，但仅限于某些人群，如国家雇佣的军人、职工、海员等。

1898 年法国制定出台《工伤事故保险法》，规定雇主要对因工作致伤、致残的雇员提供相应的赔偿。

1928—1930 年制定的法令规定，所有签订劳动合同的在职人员都享有医疗、产假、伤残、老年和逝世保险。

1928 年的法令还专门制定针对农业劳动者的保险制度,形成现今社会运行的保障制度雏形。

1932—1939 年,法国又制定了《家庭补贴法》。

1945 年 10 月,法国通过的《社会福利法》保留了法国社会原有的各种行业保险,行业保险资金不足则由国家财政给予支持,并在此基础上扩大了保险覆盖面,这标志着法国社会保障制度正式建立,意味着法国统一的社会保险体系正式运作,国家开始承担各种风险。

1956 年法国议会通过《社会保障法典》,正式建立法国的医疗社会保险制度。在经历了第二次世界大战后,法国不断修订和完善社会保障制度,将受益人逐步覆盖至社会的各阶层及各领域。1960 年覆盖了农业从业人员,1966 年覆盖了非农业部门的非工薪人员,1975 年覆盖了首次失业的青年失业者。

1991 年 12 月通过的《马斯特里赫特条约》(以下简称《马约》),决定欧洲将实行统一货币。《马约》对加入统一货币联盟的国家,在财政赤字、公共债务、通胀率、汇率、利率等指标方面制定了严格的标准。

在这个宏观背景下,1995 年朱佩政府全面削减法国政府开支,对医疗保险制度在内的社会保险制度进行紧缩性的改革。

1996 年,法国议会又通过有关医疗保险的几项法令:涉及全国医疗卫生费用重大开支和决策的都要经过议会批准,改变了过去由卫生部说了算的做法。医疗保险的重大改革必须经议会通过;按国民收入作为缴费基数;采取总额预算制;住院医疗支出采取财务包干制。

1999 年的法令又明确规定,只要证明自己固定长期在法国居住的人都能享有基本医疗社会保险。

2000 年 1 月,法国进一步实行了全民医疗保险制,实现了治病权利的平等,使占人口 1/10 的贫民普遍受惠。

2006 年底,法国的医疗保险已覆盖全国人口。

自 2016 年 1 月 1 日起,法国开始实施新的全民医疗保障制度(PUMA),替代以前的普惠制医疗保险法案。其目的是保证所有在法国的居民获得基本的医疗服务,无论年龄、收入还是健康状况。根据全民医疗保障制度,在法国长期工作或居住的居民可以得到全民医疗保障的权利。它简化了申请医疗保险的行政手续,并且允许个人在工作或家庭情况变动时(如转换工作、婚姻变化等)可以连续得到医疗保障的权利,以及更方便地转换保险公司。

6.2　法国医疗保险的主要内容

法国建立医疗保险的目标十分明确。它主要是为了体现其福利国家的优越性;方便国民就医,使患者得到及时治疗;承担大部分的医疗费用;使国民个人医疗费用的负担降至各自支付的最低范围之内,又不至于过多地增加政府的财政负担,从而体现出民族互助共济精神。法国的现行法律规定,在法国领土上居住的居民,必须加入基本医疗保险。

法国的医疗保障体系按性质主要分为公共医疗制度和补充医疗制度。公共医疗制度按行业或不同人群划分为以下5种。

（1）基本医疗保险制度。覆盖工商企业职工及其家属，参加这项制度的人数最多，占法国人口的86.3%。

（2）农业医疗保险制度。覆盖农业工薪者、农业经营者以及他们的家属，占法国人口的5.9%。

（3）自由职业者医疗保险制度。覆盖商人、手工业者和自由职业者，占法国人口的4.5%。

（4）特殊行业的医疗保险制度。覆盖矿业系统、铁路系统、公交系统、海运系统、军队系统和宗教系统等历史沿革特殊行业职工。

（5）特别医疗保险制度。覆盖公务员、大学生、国家电力公司和煤气公司的职工等。

其中，基本医疗保险制度是构成法国医疗保险体系的三大支柱之一，与补充医疗保险中所包括的互助医疗保险和商业医疗保险一起支撑起法国的医疗体系。

6.3　法国医疗保险的三大支撑体系

法国的医疗保险体系由3个支柱性制度支撑运行，即基本医疗保险、互助医疗保险和商业医疗保险。基本医疗保险实现了全民覆盖、强制执行，互助医疗保险和商业医疗保险采取自愿原则。

法国在建立医疗保险制度时确定了3项基本原则：患者有权自由选择医生就诊，医生有权自由开业和自主处方，患者按就诊次数付费。法国人将医疗保险制度称为公平与自由的平衡，社会公平体现在统一的医疗保险制度上，强制缴费与标准报销比例；而个人自由则体现在医疗服务的多样化和患者选择医生的自由上。

6.3.1　基本医疗保险

基本医疗保险是法国最基础的保险，属于强制性社会医疗保险，目的是为了解决法国全民的基本医疗保障问题。经费来源包括雇主、雇员的缴费以及有关税收。覆盖人群包括缴费人及其无工资收入的眷属、儿童、失业者及养老金领取者。基本医疗保险金占工资总额的19.6%，由企业和职工按比例分摊：企业按工资总额的12.8%上交，职工则从工资中扣除6.8%。据2009年底的数据统计，基本医疗保险制度的惠及人数已经达到近5 700万人，相当于法国总人数的89%。

6.3.2　互助医疗保险

互助医疗保险主要解决国家基础医疗方面顾及不到的部分，是基本医疗保险的主要补充。互助医疗保险在医疗消费中的比重逐年上升。互助医疗保险是在遵循自愿原则基础上建立的。资金来源主要是企业缴纳的保险费（比例为5.5%），个人不缴费。参加互助保险不需要询问健康状况,无筛选与排斥,保险费根据年龄和收入确定。为了更好地保护被保险人的利益,两年保险期满后,保险公司不能单方面终止合同。互助保险基金由互联基金联合会负责管理,下设董事会,总部设在巴黎。可以提供养老、医疗、失业等保险,其参加对象大多是老年人,而且女性居多。统计数据显示,互助组织在健康保险市场中份额相当稳定,市场占有率一直保持在60%左右。互助合作保险公司历史悠久,拥有6 500多家会员单位,全国80%以上的国民都参加了互助医疗保险。它的资金近乎全部来自客户,健康保险是主营业务,其中团体险和个人保险各占一半。

6.3.3 商业医疗保险

商业医疗保险作为强制性医疗保险的补充,主要涵盖社会保险所不包括的开支。业务集中在非住院治疗,如药物、牙齿、配镜等。参加商业医疗保险可以是个人参加,或是集体组织参加。对于个人参保,根据保障类型、被保险人的特点和家庭中覆盖的人数,保费有所不同。国家按照保险费的7%对保险公司进行征税;对于集体参保,保险费按照工资的一定比例计算,根据不同的保障类型,保险费是变化的,单位和职工大约按照60%和40%的比例分担。职工承担部分按照7%征税,单位总的税收义务为23%。目前,法国有200家商业保险公司为1 200万参保人提供补充医疗保险。商业保险公司由于对健康进行了筛选,因此保险额度有所控制。

6.4 参保资格及保险基金的筹措方式

每位合法固定居住在法国的社会成员都有权利享受社会保障,并且按照其劳动收入缴纳社会保险费,然后依据其健康状况获得保险金赔付。对于享受医疗保险者,国家规定其每年至少工作1个月。若生病在6个月之内,必须出示证明本人在生病前的3个月中至少工作过200小时(约26天)。若生病超过6个月,必须出示证明本人在生病前的12个月中至少工作过800小时(约104天),其中头3个月中必须工作过200小时(约26天)。高等学校的学生(包括留学生)可享受大学生社会保险金直至28岁,每年需交一次保险费。20岁以下的青年若辍学,自辍学之日起一年内他们可享受医疗保险;已满20岁的青年可自20岁起享受一年的医疗保险。不足28岁的大学生若辍学,可自学年结束之日(即9月30日)起享受一年的医疗保险。在大学期间满28岁的大学生仍可自28岁起享受一年的医疗保险。

6.4.1 医疗保险基金筹资

法国医疗保险基金的筹集主要有3个渠道:受保者个人交纳一部分,企业雇主交纳一部分,各种社会性资助补贴一部分。

国家予以一定的财政资助,但近年来逐渐脱身不管。根据1992年7月法国疾病社会保险规定的标准,参保者个人按工资收入的6.8%交纳,企业雇员按雇员工资的12.8%交纳,其余部分主要由社会资助和政府补助。养老金领取者和失业者也要交纳保险金,他们要交纳养老金的 1.4%,若领取的是私人养老金,则交纳其养老金的 2.4%;失业者应交纳其最低保障收入的 2%、失业救济金和培训补贴的 1%。政府补助主要来自特种税,如机动车辆附加保险费的 12%、石油制品税、酒税、烟草税、医药广告税、药品批发市场税、汽车税等。

6.4.2 基本医疗保险的具体报销范围

在法国基本医疗保险通常能够承担参保人看病所需费用的 70%,剩余的 30% 由个人支付。如果购买了补充医疗保险,将根据购买的补充险种确定报销额度。一般来说,所有花费可大部分甚至全额报销。在法国居住但不符合一般社会保险规定的人可参加个人保险,每年要交一次保险金,医疗费则根据规定报销。

1. 可完全报销医疗费情况

可完全报销医疗费的情况包括:①因工伤或职业疾病住院者;②享受残废军人补助者;③享受社会保险的长期疾病患者;④在特殊教育或职业培训中心生活的残疾青少年;⑤自第 31 天起缴纳住院费;⑥不育症的诊断和治疗;⑦妊娠妇女自第 6 个月起的治疗;⑧残疾儿童治疗;⑨婴儿出生后 30 天之内的治疗;⑩整形、矫形器械;⑪癌症等导致死亡的疾病;⑫有组织的检查诊断费;⑬70 岁以上老年人注射预防流感疫苗等。

除此之外,医疗保障体系还专门对 30 种严重疾病(慢性疾病)提供全额的医疗费用,如艾滋病、帕金森综合征等。

2. 其他情况的具体报销比例

其他情况的具体报销比例如下:①急需药品但不在保险之列的报销比例为 35%,其余药品 100% 报销;②医务助理人员、化验分析费用的报销比例为 60%;③常用药品、常用预防疫苗(百日咳、白喉、B 型肝炎、腮腺炎、脊髓灰质炎、麻疹、风疹、破伤风、肺结核)前往医院的交通费、整形外科、矫形外科、辅料、包扎、眼镜镜片(16 岁以下可报镜架)的报销比例为 65%;④规定医院医生和牙医门诊费的报销比例为 70%;⑤规定医院住院费(在许多情况下,特别是需全身麻醉的外科手术费可 100% 报销,患者需自付一定住院费用)的报销比例为 80%;⑥无替代药的昂贵药品 100% 报销。对于参加医疗保险的民众,即使在异国他乡看病,只要保存好当地的发票,在回到法国以后翻译成法文文件,同样可以得到相应的报销。

法国基本医疗服务及医疗产品费用的筹资结构见表 6-1。

表 6-1　法国基本医疗服务及医疗产品费用的筹资结构(2012—2017 年)

基本医疗服务及医疗产品费用的筹资结构	占卫生总费用的百分率(%)					
	2012 年	2013 年	2014 年	2015 年	2016 年	2017 年
社保医疗保险	76.3	76.6	77.1	77.3	77.5	77.8
国家与地方政府投入	1.3	1.4	1.4	1.4	1.5	1.5
企业补充医疗保险	13.7	13.7	13.4	13.4	13.4	13.2

基本医疗服务及医疗产品费用的筹资结构	占卫生总费用的百分率（%）					
	2012 年	2013 年	2014 年	2015 年	2016 年	2017 年
医疗互助保险	7.5	7.3	7.1	7.1	6.9	6.7
商保机构	3.7	3.7	3.7	3.7	3.8	3.9
公积金机构	2.5	2.6	2.6	2.6	2.7	2.6
患者自付	8.7	8.3	8.1	7.9	7.6	7.5

注：数据来源为法国国家卫生统计局。

6.4.3 医疗服务及医疗产品费用的支出结构

2017 年法国在医疗保健方面支出 199.3 亿欧元，占年国民生产总值的 11.5%。对于日常的治疗与药品的费用，社会保障提供其总支出的 77.8%，国家与地方政府提供 1.5%，企业补充医疗保险承担 13.2%，医疗互助保险提供 6.7%，私人保险提供 3.9%，公积金提供 2.6%。剩余的 7.5% 则由患者自己承担。

在医疗产品及医疗服务的总费用中，有 74.4% 产生于医院、27% 产生于门诊、19.6% 产生于药品、6% 产生于其他药品及运输。

法国医疗服务及医疗产品费用的支出结构见表 6-2。

表 6-2　法国医疗服务及医疗产品费用的支出结构（2008—2017 年）

支出结构	2008 年	2009 年	2010 年	2011 年	2012 年	2013 年	2014 年	2015 年	2016 年	2017 年
住院治疗（百万）	75 390	78 356	80 316	82 461	84 567	86 688	89 060	90 430	92 002	92 848
公立医院（百万）	57 939	60 211	61 701	63 294	64 952	66 779	68 603	69 781	70 864	71 463
私立医院（百万）	17 451	18 145	18 615	19 166	19 615	19 909	20 457	20 649	21 138	21 386
门诊（百万）	89 535	91 510	93 147	95 585	97 202	98 525	101 129	102 503	104 760	106 498
城市护理费用*（百万）	42 263	43 396	44 150	45 729	47 054	48 286	49 387	50 524	52 132	53 430
医师和助产士（百万）	18 093	18 401	18 225	18 913	19 021	19 298	19 715	20 078	20 569	21 120
医师助理（百万）	9 950	10 513	11 036	11 521	12 322	13 105	13 768	14 351	14 974	15 497
牙医（百万）	9 506	9 660	9 992	10 280	10 480	10 595	10 584	10 757	11 079	11 282
诊断检验（百万）	4 132	4 219	4 280	4 393	4 335	4 340	4 315	4 314	4 413	4 465
温泉疗养（百万）	320	320	328	332	353	364	387	392	408	414
其他医疗服务合同（百万）	262	282	288	290	543	584	616	632	688	651
药品（百万）	33 063	33 350	33 395	33 517	33 028	32 392	33 207	32 745	32 662	32 592
其他辅助医疗设备**（百万）	10 838	11 192	11 853	12 488	13 047	13 559	14 122	14 630	15 160	15 504
转诊交通（百万）	3 371	3 572	3 749	3 852	4 074	4 288	4 413	4 604	4 806	4 972
总计（百万）	164 926	169 866	173 463	178 046	181 769	185 213	190 189	192 933	196 762	199 346

支出结构	2008 年	2009 年	2010 年	2011 年	2012 年	2013 年	2014 年	2015 年	2016 年	2017 年
医疗服务及医疗产品费用支出占国民生产总值比例(%)	8.3	8.8	8.7	8.6	8.7	8.7	8.8	8.8	8.8	8.7
医疗服务及医疗产品费用支出加患者自付部分占国民生产总值比例(%)	12.0	12.4	12.3	12.3	12.4	12.5	12.6	12.6	12.6	12.5

注:①数据来源为法国国家卫生统计局。②＊和＊＊为光学眼科、矫形器、假肢、身体残疾车辆等小型设备和敷料。

　　法国社会健康保险总局(CNAM)每年会对医疗费用支出进行分析。结果显示,过去25年的健康保险支出年均增长率比国内生产总值提高1.3个百分点,预计今后仍将继续。健康保险支出在2015年已经达到2 100亿欧元,而2006年时这一数据为1 400亿欧元,在9年内已经增长50%。2011—2015年的医疗支出增长了8.9%,其主要原因是人口规模老龄化、长期疾病以及其他医疗保险支出。在此期间,60～79岁人口的比例从2011年的17.7%上升至2015年的18.7%,80岁以上的人口比例从5.4%上升至5.8%。人口老龄化造成的保险支出增长占卫生支出增长近60%。预计卫生支出在50年左右呈稳步增长趋势。

　　例如,在整个法兰西地区,2017年64岁以上非住院保险的平均医疗保健支出为1 486欧元,几乎是64岁以下被保险人成本的3.5倍。65～79岁人口的这笔费用达到1 743欧元。2017年此地区的医疗保险已向61岁以上的受保人报销了11.5亿欧元的保健产品,占该地区保单持有人总支出的64%。64岁以上人群的消费比例为治疗总费用的68%和护理费用的43%。2016年法国长期护理保险的支出结构见表6-3。

表6-3　2016年法国长期护理保险的支出结构

长期护理疾病的支出结构	医疗服务支出百分率(%)	
	非长期疾病患者	长期疾病患者
公立医院门诊护理	20.4	30.2
私立医院	12.1	13.5
药品	13.7	22.1
其他医疗支出	11.1	7.9
家庭医师	8.1	2.7
专科医师	10.1	4.2
牙医	12.1	2.3
护士	1.7	7.0
康复理疗师	3.5	2.7
其他医疗服务	2.6	1.0
诊断检验	3.7	2.0
转诊交通	1.0	4.4

6.5 法国医疗保险的改革措施

6.5.1 国家跨境健康保险信息系统

通过国家跨境健康保险信息系统管理医疗用户的消费行为。国家跨境健康保险信息系统成立于1999年,是国家健康数据系统(SNDS)不可分割的一部分。作为国家健康保险基金管理的国家数据库,它以支付给被保险人的医疗支出和福利的报销数据为基础。主要包含以下5类数据。

(1)患者信息(如年龄、性别、居住地、长期疾病的支出明细等)。

(2)按照保健服务、支付、报销日期以及城市护理消费的详细说明(如医疗消费行为、生物检验、药物使用等)。

(3)与医疗活动当量评价系统相关的护理机构消费信息。

(4)服务提供人员信息(如开处方者的信息、医师的特长和执业地点等)。

(5)治疗的疾病特点(如国际疾病分类和医疗消费特征)。

大部分医疗服务提供者都可以访问这些数据,其数据提供的精确程度(从健康保险计划详尽的个性化数据到该地区的所有关联服务,以及国家机构汇总的所有人都可以访问的原始数据)根据用户的类别而有所不同。

国家跨境健康保险信息系统有助于更好地管理健康保险和制定健康政策。通过将健康专业人员的实践与参考系统进行比较,并评估护理消费行为,这些有助于提高护理质量和费用。这些数据可以向卫生专业人员传递其服务提供的相关信息,也可以按区域、医疗机构或卫生专业人员甚至被保险人进行分类,以确保对其医疗活动的实施和制度遵循进行评估。这也是风险管理的重要组成部分。

6.5.2 希波克拉底应用程序

希波克拉底应用程序是法国通用的管理被保险人医疗服务记录的工具,包含保险人的所有个人医疗信息以及医疗服务提供者的就医意见记录。这些记录有助于国家医保总局针对每个患者的情况调整对其医保支付金额。例如,对国家所规定的30个长期病症中被保险人实施医疗护理免除个人支付部分进行管理;对丧失工作能力超过6个月者的医保每日津贴的支付,必须由医生证明;对于工伤及职业病的医疗情况,也需要主治医师的意见才能进行支付。这些数据都会在国家跨境健康保险信息系统中体现。

6.5.3 家庭护理促进措施

通过促进家庭护理来改善弱势群体尤其是老年人的医疗护理需求。

每年法国健康保险都制定并实施一系列区域行动计划,以实现既定的医保总费用目标,同时提高被保人群的覆盖面。通过分析国家跨境健康保险信息系统和区域健康基础数据,健康保险为风险管理设定了区域优先事项。这种选择一方面考虑了医院和城市地区主要支出项目的数量和变化,另一方面考虑到实施这些计划所需的相关配套政策。

鉴于老年人护理支出的重要性和变化情况,改善老年人护理行动是卫生领域风险管理行动计划的重点。人口老龄化、慢性病(如糖尿病、呼吸系统疾病、心血管疾病、癌症等)和多种疾病的数量正在增加,改变了对护理的需求,并对这些新的健康需求问题提出了管理挑战。在一些地区,受地域环境和人群结构等因素的影响,许多致残的慢性病(如心血管、糖尿病、肥胖、阿尔茨海默病等)以及与医学亚健康高度相关的疾病,未接受治疗的老年患者人数仍然很高。因此,国家健康保险的首要行动目标是为法国的老年人提供一个协调服务质量与成本的综合服务体。

(1)国家健康保险的目的是提高患者的医疗护理质量,尽可能地使用家庭护理。这种改进包括优化卫生专业人员配置(医院、全科医生、专科医生、护士、物理治疗师),而且增加与社会领域活动服务提供者的互动(社会工作者,个人照顾服务的协调、移动用餐)。

(2)几年来,国家和区域行动计划已经成功地启动了包括有利于老年人的行动方案。这些行动方案主要来自 3 个方面:①改变医疗资源不平等,解决医疗不足,这是将这些流动性较差的患者留在家中的先决条件;②允许老年患者回家住院;③提高这些患者的门诊护理质量。

6.5.4 为管理服务的工具

老年人的家庭护理需要优质的当地医疗保健。如上所述,地区初级保健专业人员(如全科医生、牙医、药剂师、护士、物理治疗师、言语治疗师等)、专科医师和医学专家严重不足。由区域卫生管理局、卫生专业人员、教师和学校组成的卫生专业小组通过与地方当局密切合作,开展了一些在医疗保健领域吸引或保护卫生专业人员的行动计划。

1. 地方执业支持

在每个地区建立一站式服务中心。每个健康专业人士在医疗资源弱势地区执业或定居时,预约之后可以在半天内会见所有参与其诊所开业所需行政程序的合作伙伴(如健康保险、政府、专业订单等),可以提供零利率财政援助或贷款的服务机构(地方当局、地区委员会),以及帮助配偶求职的专业机构(职业介绍所)。

2. 对医生的激励措施

对前往资源弱势地区就业的年轻医生和自由执业医生,政府提供住房和交通补贴,并提高其薪酬。采取医生互助机制,在市镇间轮流坐诊,从而改变医疗服务供应不均衡的现状。

3. 远程咨询和远程专业知识

将远程就诊和健康评估正式纳入法国法律体系。自 2018 年 9 月 15 日以来,健康保险已覆盖远程会诊活动。在另一位健康专业人员(如护士或药剂师)协助下,可以实现医生和患者之间的远程咨询,患者可以直接通过网络、使用摄像头和麦克风与医生视频交流。远程医疗视频问诊通过安全平台进行,以确保医疗的机密性。

患者可以在家中、药房或者配备齐全的医疗中心与医生进行视频问诊,向医生咨询疾病治疗和护理以及术后跟踪随访等,医生可以通过远程视频为患者开处方。

患者使用信用卡直接在线支付咨询费用,但不能自动使用 Vitale 卡进行报销。患者可以将医生开出的咨询费用收据发送到健康保险部门进行报销。远程医疗咨询全科医生的费用是 25 欧元,专科医生收费 30 欧元。

远程医疗的发展具有战略意义,因为它可以解决本地区获得医疗服务的困难,特别是在偏远地区就诊、定期监测病人等方面。

4. 医务人员之间的相互协调服务

孤立的执业状态是年轻医生对边缘地区执业不感兴趣的原因之一。法国总理菲利普和法国卫生部长阿涅丝·比赞于 2018 年 10 月提出增加法国本土医疗保障的方案,首要措施是兴建 1 000 个医疗中心(统称为"健康之家"),这是一个将卫生专业人员(医生、护士、物理治疗师、牙医等)聚集在一起的医疗结构。这些健康之家与家庭、保健机构以及地方政府签约,根据健康之家对患者的护理质量进行不同程度的财务补助。健康之家护理质量评估主要从 3 个方面进行:①患者获得护理的时间(小时范围,非定期护理);②团队合作(协调功能,多专业咨询);③使用共享信息系统(计算机化以促进患者的文件交换和共享管理)。

6.6　家庭救治计划

家庭救治计划(PRADO)允许 60 岁以上患者实行家庭住院计划,并于 2010 年由健康保险推出,其目标是预测对患者实行家庭住院的需求,优化家庭-城市-医院之间的诊疗通道。允许患者在不再需要住院时立即返回家中进行后续康复,其主要目标是使患者在整个就医过程中都能够得到陪伴和照护。医疗技术的发展,已经可以使医院住院及门诊治疗能够在更短的时间内完成。因此,发展患者家庭康复计划能够更有效地构建城市的本地护理网络。

每个家庭救治计划都是基于一定设立标准并反复验证后才能进行。在每一个计划开始之前,由卫生政策研究的学术团体和卫生专业人员设置家庭救治计划的设立标准和考核指标,之后由国家高等医生局对计划进行验证。

在计划验证之后,由地区医疗保险顾问(CAM)去拜访医院医疗团队宣布有资格获得家庭救治计划的患者,在其进行管理之前,需要先告知患者他的家庭救治计划资格以及服务遵守条款。

随后,医疗保险顾问联系主治医生,告知患者对服务的遵守情况,并建议在必要时安排第一次预约。健康保险顾问还与初级保健团队的其他成员联系,以便在患者回家后开始对住院治疗的原因进行随访。另外,医疗保险顾问还可以组织与社会服务相关联的管家和(或)餐饮配送服务机构,实施对患者的家庭照护。

在第一个鼓励产后回家疗养的计划之后,新的家庭救治计划主要集中在住院手术、心力衰竭(NYHA)或支气管肺炎患者的后续康复。手术后随访计划包括人工髋关节干预,大部分用于 60 岁以上的患者。慢性阻塞性肺病（COPD）计划主要针对 70 岁以上的患者，2017年法国有 78 000 人受益于该项计划。

6.6.1 心力衰竭家庭救治计划

自 2017 年以来，已在脑卒中住院治疗后和 75 岁及以上人群中逐步提供心力衰竭救治计划。无论患者有何住院原因，他们都有失去生活自理能力的风险。因此，在患者住院结束时，医院会给患者一本后续康复实用手册。从患者院后回家 1 周开始，健康保险顾问会安排患者与其居所附近的所有专业医务人员（包含医生、护士、心脏病专家）根据自由选择原则进行第一次上门诊疗。所有专业医务人员（包含医生、护士、心脏病专家）的名单由此前的医院团队完成，旨在促进医院与该地区各利益相关方之间的协调，向患者通报其病情并帮助患者自我监测。

家庭救治计划的持续时间根据心力衰竭的严重程度分为：Ⅰ 和 Ⅱ 期患者有两个月的家庭救治计划支持，对 Ⅲ 期和 Ⅳ 期有 6 个月的家庭救治计划支持。服务内容根据 2013 年高级卫生局心脏病治疗指南制定，主要包括：①回家后 1 周向主治医生咨询，并在两个月内进行长期咨询（MIC）；②第二个月向心脏病专家咨询，咨询的频率可根据患者的需要随时调整；③所有患者由护士进行监测和教育，每周一次，为期两个月，对于 Ⅲ 期和 Ⅳ 期患者，每两周一次，为期 4 个月（共 15 次）。

这些计划实施后首次评估的结果是积极的。由国家医疗保险局对心力衰竭患者进行家庭救治计划评估表明，对进入救治计划的患者，护士和全科医生的护理时间较早，需要心脏病专家治疗的次数减少。对于这些患者，医疗管理也得到改善，特别是关于三联疗法和双重治疗的使用率方面。通过对参加家庭救治计划受试者与没有参加试验的相同患者的比较，再住院率和死亡率前者明显降低。

6.6.2 慢性阻塞性肺病家庭救治计划

自 2015 年以来，慢性阻塞性肺病因恶化住院治疗的患者可以从家庭救治计划中受益。这项服务是由法国肺病学会和法国肺病学联合会合作开发的，是根据高级卫生管理局的护理指南建立的。

在住院期间，医院团队决定患者的家庭救治计划服务医疗资格。随后由健康保险顾问会见患者，向他提供家庭救治计划服务细则，并获得患者同意。在患者住院结束时，医院会给患者一本后续康复使用手册。此手册内所有医疗服务团队信息由之前的医院团队完成。患者回到住所后，由健康保险顾问通过安排其居所附近的相关健康专业人员（主治医师、护士、物理治疗师和肺病专家）完成第一次家庭诊疗预约，帮助患者建立与相关参与人员的联系。该服务至少提供以下 4 项内容：

（1）与主治全科医生进行两次咨询，包括回家 1 周内的第一次咨询和两个月内的第二次咨询。

（2）每个月与肺病专家进行一次咨询。

（3）所有患者由护士（肺科）进行监测和教育，每周一次，为期两个月；对于 Ⅲ 期和 Ⅳ 期患者,每两周一次,为期 4 个月(共 15 次)。在此期间,可根据患者的需求增加与呼吸和运动康复物理治疗师的诊疗频率。

(4)必要时提供生活支持(帮助做家务和/或携带膳食)。

慢性阻塞性肺病家庭救治计划的持续时间根据慢性阻塞性肺病的不同阶段分为:Ⅰ阶段和Ⅱ阶段的患者在家支持期限为 2 个月,Ⅲ阶段和Ⅳ阶段患者的支持期限为 6 个月。

6.6.3 骨科家庭救治计划

骨科家庭救治计划通过建立有利于家庭住院治疗的条件,使得有可能取代后续护理和康复。这对老年人尤为适用。在法国,手术医生对患者术后康复护理的随访并不是很密切。对于老年骨科康复患者,手术后期的骨骼恢复与康复教育是非常重要的。在对 60 岁以上老年人骨科康复家庭救治计划中,患者住院期间,健康保险顾问向外科医生认为符合该计划资格的患者提供服务建议。随后健康保险顾问联系患者,并向其提供常用健康专业人员的联系方式。通过主治医生告诉患者,患者可自由选择,与健康专业人员第一次预约上门服务。如有必要,咨询员会将患者情况向社会服务部门报告以实施生活帮助。如果医院医疗团队宣布患者存在骨脆性风险,则在出院后第一周与主治医师预约诊疗咨询,以判断是否适合存在风险及如何处置。

6.6.4 两个针对老年患者的新试验计划

1. 脑卒中管理的家庭救治试验计划

脑卒中管理家庭救治计划的目标是减少复发、再住院和死亡率。此计划得到许多专业脑卒中后管理学科(如神经内科、老年医学、物理医学与家庭康复)的支持。该计划的实施能够更好地照顾残疾并减少不良影响,有助于构建多专业护理服务的资源协调,从而优化康复和护理疗效。

2. 高龄老年人家庭救治试验计划

高龄老年人家庭救治计划是针对 75 岁以上住院患者。健康保险顾问根据其健康情况评估医疗需求和其他特定需求(康复设备、监控等),以及需要协助生活或家居用品,通过协调医务专业人员和必要的生活服务提供者来组织患者进行家庭康复。确定康复支持需求的标准来自高等卫生局于 2015 年 2 月发布的"超过 24 小时的医院出院检查清单"用户指南。

6.6.5 提高老年患者的门诊护理质量

国家医疗保险局的目标不仅限于为老年人提供护理,还要保证这种护理的质量。这些都需要通过使用健康保险杠杆来引导并改善居民健康。国家医疗保险局制定了针对改善老年患者护理质量的多项评估指标。通过与家庭护理专业人员相关的多学科团队签订家庭护理管理协议,为在特定情况下的行为(如老年人跌倒、老年人认知记忆障碍筛查和老年人管理)提供医疗保障和护理支持。医师团队参与这些协议的验证和评估。

除此之外,2018 年法国医疗保险局的行动计划还包括:①通过限制多种药物使用来减少医源性和药源性疾病;②提高家庭护理处方的质量;③优化医院为失去生活自理能力老年人提供物理治疗的护理质量和及时性。

家庭救治计划的实施对医务人员和医疗保险人员的工作提出新的挑战。在传统意义上,他们只是在办公室内工作并完成任务。在新的任务计划中,医护团队以及保险工作人员需要单独行动完成这些任务,并且很多任务本身以及对专业知识的要求程度超出他们所掌握的医学知识范围。因此,国家医疗保险局首先在内部实施人员招聘计划,并根据工作任务目标对新聘人员实施不同的培训计划。

6.6.6 部署家庭救治计划服务

内部或外部招聘的工作人员进入培训周期。家庭救治计划包括初步培训和年度继续教育课程。该计划主要围绕一个核心课程进行:明确家庭救治计划的目标,面对重症疾病患者的沟通,患者家属丧亲之痛和情感指控的处理,以及保密规则(尊重医疗保密)。每个培训计划的具体模块都由医学院的教师和医学顾问设计提供,大多数模块是通过网络教育进行,初步培训持续 10～12 天。

苛刻的选择标准、定期的培训考核以及较高的淘汰率限制了从业人员的数量。在大多数情况下,不少新的从业人员由于与患有严重或危及生命病症的患者接触而无法管理情绪,只好放弃此项工作。经历这项工作任务的医务工作人员和保险人员,将会有实现业务多元化、职业发展顺畅的机会。

6.6.7 卫生专业支持人员

医疗保险代表(DAM)是在医保基金管理局内部招募的,通常用于公众服务接待。从接受投保人到保险局卫生专业人员会议,都要求员工具备新的工作能力(自治、组织等)和必须的职业培训(有沟通技巧、维护客户关系、掌握基本医学知识等)。

医疗保险代表接受初始和持续的通信技术培训。在每次访问活动之前,医疗顾问会为医疗保险代表提供针对所呈现主题的医疗培训(如抗糖尿病药物、抗生素、疫苗接种和筛查计划的良好处方等)。这是一项长期(55.5 天)的资格培训。

目前很少有人选择转向这一职业,苛刻的选择标准是问题的关键。自家庭救治计划启动以来,卫生行政当局所面临的最大困难仍然是工作和管理人员的匮乏。自主和远程工作的人员管理需要管理技能,这些管理技能不是在以前的职位(工作单位的管理活动)中实施的,并且不是所有管理人员都能胜任。

这些也改变了医疗顾问的工作职责。以前全科医生被招募来就服务索赔提出意见,他们的工作主要是分析被保险申请人的医疗记录并进行临床检查,这项活动与他们在医疗实践中的活动非常类似。然而,新的工作需要培养这些医疗顾问与其他护理人员会面并可进行良好的沟通与实践,这就要求每个医疗顾问都必须培养一定的人际关系和沟通技能,而这些并非所有人都能做到。虽然国家卫生部以及医疗保险局已经针对这些技能进行了不同形式的培训和角色扮演,但是大多数医生和保险从业者还是认为这是对他们工作的重大挑战。

6.7 医疗保险数据管理

目前存在海量的医疗保险数据,但由于医疗和统计方面的隐私保密,大多数数据都是机密,从而造成医疗保险的管理和访问非常困难(特别是由于保护个人数据、使数据匿名化的技术不足)、这些资料严重缺乏透明度。医疗保险局近年来一直致力于更好地开放其数据的同时,保护个人隐私以及医疗保密和统计机密,这也是目前在开放健康数据方面所面临的最大挑战。

2014年12月中旬,在法国国家数据门户网站(www. data. gouv. fr)上发布了一套向开放式许可/公开数据提供的112套认证健康数据库,可追溯性处方药物、精神活性物质的销售日期,这些数据涉及法国的护理供应和消费。为了加强对数据安全的使用和管理,2015年法国国家数据管理局组织了一次针对计算机科学家进行的黑客马拉松竞赛。此竞赛是一项挑战,也是为开发人员提供最佳计算机应用程序的一种竞赛。

2014年年底,法国112种健康数据库已有20种向公众开放,普通公民可以在国家保险局的网站上自由下载。

(1)医院服务之外的保险费用支出。包括每月医疗保险还款(不含医院服务)和福利(护理和现金补贴)的总体方案、各类医疗相关行业以及专科医务人员(专科医生、牙科医生、医疗辅助设备、分析实验室、药剂师等)的运行和报销费用。

(2)2013年自由职业健康专业人员的人口统计数据。包括2013年按地区和部门、执业医师专业领域和年龄等分列的6个数据库。

(3)2012年卫生专业人员统计。包括2012年按地区和部门、治疗领域、年龄、性别等分列的6个数据库。

(4)全民健康覆盖。普惠制医疗保险法案总计划覆盖约410万名成员。

(5)年度医疗保险费用。包括按卫生专业人员类别以及按行为或按行为组分类的各类别。

(6)医疗保险报销的健康产品。公布2006—2012年期间报销的产品和服务清单中医疗设备使用情况(基本清单不包括当地地方部门以及大城市)。

(7)医疗保险报销的医学生物学记录。公布法国城市在2010—2012年期间报销活动的总体方案,其中包括:①根据医学生物学行为术语及其短语的术语代码;②2010—2012年的统计数据;③2010—2012年的偿还基数(包含医学生物学实验室收取的费用金额);④总计划从2010—2012年偿还的金额;⑤2011—2012年计数的百分率变化、偿还基准和报销金额。

(8)医疗保险报销药品目录。包括:①国家基本明细说明报销药物(2008—2013年);②偿还比例;③报销金额;④计数;⑤可以开基本报销处方的城市;⑥其他处方的报销依据。

(9)2010年自由职业卫生专业人员的人口统计。包括2010年按地区和部门分列的数据。

（10）截至 2011 年 12 月 31 日的总体规划，按年龄和性别划分长期病患者的分布和比例。此项计划使得 920 万人因免于长期疾病医疗费用支出而受益。

（11）2010 年按部门和地区分列的卫生专业人员（全职）执业状况报告。为了更好地了解各地区自由执业医务人员的执业活动，创建了全职的概念。这是为在同一个地方、持续一整年医疗服务活动的自由执业医务人员而设立的。数据统计截至 2010 年。

（12）2010 年按部门开展的医师活动（针对专科和部门/地区的私人医生）。包括咨询、就诊、手术及放射科等的数据。

（13）2010 年国家私立医疗机构和自由职业医师的执业状况。按部门根据自由执业方式对卫生专业人员分类，发布时间为 2013 年 7 月 8 日。

（14）2010 年地区私人卫生专业人员的执业状况。按地区劳动力、根据自由执业方式对卫生专业人员进行分类，发布时间为 2013 年 7 月 8 日。

（15）各部门对自由职业卫生专业人员的人口统计和协议（2014 年 1 月版）。包括各部门对自由职业卫生专业人员的数量、密度和协议方式。

（16）各地区自由职业卫生专业人员的人口统计和专业领域（2014 年 1 月版）。包括各地区自由职业卫生专业人员的数量、密度和协议方式。

（17）城市医疗支出费用报告（2013 年 4 月版）。包括城市内各个定点医疗服务机构（私人诊所、民办学校及医疗中心）和各类专业医务人员（全科医生和专科医生、牙医、助产士、护士）。

（18）住院费用（含在私人诊所住院费用）支出情况（2013 年 4 月版）。包括公立医院和私人诊所的支出，以及与前一年的变化比例。

法国的药品政策

Gilles Duhamel

7.1 药品的重要性

药品在医疗政策中的重要性反映在以下两个方面：一方面，由医疗保险报销的药品具有不同程度的疗效，在患者治疗策略中药品占据重要地位。另一方面，药费占治疗费用的很大部分。例如，2016年法国药品费用占医疗总费用的17.1%，仅次于公立医院和执照私人诊所（尤其是全科和专科医生门诊费用）的医疗费用。此外，药品尤其是药品的规范使用及其副作用，经常成为新闻关注的重点。就这一点而言，药品备受信任，又经常被质疑，这种不信任有时与提供的服务毫无关联。国家在制定和实施医药政策时，需要同时兼顾以下4个重要方面。

（1）保证质量、效率和安全。

（2）确保药品尤其是创新药品的方便获得。

（3）确保医疗保险报销药品费用的同时，应不超出地方行政机构医疗费用的承担范围。

（4）推行医药行业产业政策，无论是法国本土企业还是外资企业，只要为药品研发提供资金，或是在法国本土雇佣大量员工，亦或是从其所在法国工厂出口大量药品，这些产生贸易盈余的医药企业都应服从该项产业政策。

连续多年法国在全球医药市场的份额稳定在5%。近几年由于中国、印度、巴西等新兴市场在医药领域不断发力，法国的市场份额呈持续下降趋势。尽管如此，欧洲仍是医药产业的重要市场，而法国在欧洲医药市场仍居主要位置。不仅因为法国具有巨大的市场，还因为法国对欧洲医药政策具有重要的影响力。

7.2 药品的市场投放

法国始终努力保证让更多患者能方便获得药品。为确保药品顺利投放市场及医疗保险对药品的报销，法国出台多项严格的评估方法。在法国，领薪者（即领取雇方工资的从业者）被强制参保，医疗保险基本惠及法国本土所有人。

为实现药品的可获得性，需要设立药品投放市场的预先审批程序，并由政府机关全权负责。目前,批准药品投放市场主要依据欧盟内部统一制定的程序,该程序汇集各成员国在该领域的经验和知识。所有新研制的创新药品都强制遵守程序。根据欧盟市场内商品自由流通原则,欧盟任一成员国准许投放市场的药品都能在欧盟境内进行销售。

那么,药品是否纳入医保目录并由医保报销,则由欧盟各成员国根据其特定的程序和方法全权决定。

法国始终遵循所有居民都能获得药品的基本原则。法国甚至积极建议为下列情况设立特别程序以方便能更早地获得新药品:没有其他治疗办法,同时新药品已进入临床观察阶段,而首批试验结果显示该创新药品有望对重病患者产生一定疗效。自 1994 年起,法国便开始实施一项特殊程序,临时批准使用那些疗效可靠、已有上万患者从中获益、只是尚未获准投放市场的药品。

药品可获得性问题一直是政府及卫生部门关注的重点,只有当药品被认为是足够高效,同时疗效带来的好处大于由于药品自身毒性或副作用而对患者造成风险时,医生才能选择这种药品用于治疗。患者自行用药时,也可以自由选购不被医保报销的药品。

对药品风险受益比的评估是药品准许投放市场制度的基础,是新药上市漫长过程的最后一步。法国同其他大多数国家一样,整个过程由医药企业提供资金,并根据规范方法论进行评估。美国、欧洲和日本的卫生政府部门与医药产业的众多代表经过多年协商,共同制定了这些现在看来已陈旧的方法。对于那些药效新奇的药品,医药企业可以要求与卫生部门就该类药品上市进行磋商,美国食品药品部门(FDA)曾进行过类似的协商。

欧洲每 5 年颁布一次药品上市许可协议(AMM),并且每 5 年更新一次。为获得该许可协议,递交的审批文件需要包含与药品相关的所有数据、与药品风险和受益相关的临床试验结果,以及与药品质量及其生产质量相关的信息。相关政府部门会对建在本土的药品生产工厂进行定期监察。在其他国家政府部门同意的前提下,同样的政府监察也可以在其他国家进行。

无论是在欧洲还是在美国,近些年的发展趋势都是当药品进入某一阶段后,政府就鼓励药品提早上市。这一阶段是指当有足够的数据可以证明药品的疗效,同时也存在部分能证明药品安全的数据。只是这些数据大多只与数量有限的患者有关,不足以排除那些只在大量患者试验后才罕见显现的不良反应。在这种情况下,只要在之后的 2~4 年内能补充提供用于建立药品风险受益比的临床数据,政府部门便可以暂时给予该新药有条件的上市许可证。

7.3 药物上市投放和临床应用的警示

为确保药品在市场流通期间出现的任何副作用都能及时上报成员国及欧盟的卫生部门,医药企业需要遵守一些约束力极强的程序。通过这些约束性手段,行政部门能随时调整对药品风险受益比的评估。如果药品获得的最新数据仍显不足,必要时卫生部门可决定注销该药品批文,勒令其退出市场。

一旦药品被准许在市场销售,医药公司便将工作重心转向如何使国家医疗保险药品目录收录该新药。这里涉及的第一步是政府部门实施对药品费用的经济调控。法国一贯积极且坚定地实行医药费用的经济调控政策,这一政策更加侧重以供给(而非需求)为核心。

7.3.1 报销与价格

经济调控的第一步是医疗保险有选择性地报销药品。在法国,医疗保险将大部分药品纳入目录,但仍有部分药品被排除在外。这种选择性体现在两个层面:一方面,报销原则及报销水平(分别报销 30%、60%、100%)是依据对药品疗效的评估,同时根据相关疾病的严重程度进行调整;另一方面,对新药较现有治疗方案的疗效改善程度(ASMR)的评估也作为一项制定药价的标准。法国的《公共卫生法》明确规定了这一调控框架。为此特设立一个由临床专家和药理学专家及行政部门代表组成的委员会,负责对药品疗效进行二次评估,并对其加以改善。

(1)对新药疗效改善程度的评估考虑以下多项因素:①药品的高效性和风险受益比;②药品在治疗策略中的作用;③涉及病情的严重程度、治疗类型(治愈、预防或诊断);④药品对公共卫生的重要性。新药疗效改善程度从高到低分为 5 级,第一级代表改善程度最佳,第五级则代表完全没有疗效改善。

(2)明文规定的药价制定标准需要同时考虑多个不同但却可能存在分歧的合理规则:①疗效改善程度,需要符合公共卫生的规则;②有相同疗效、已在市场销售并已纳入医保支付目录的药品价格,需要符合经济学的规则;③预计销售量,主要需要满足经济学的标准;④使用的可预见条件(或调整价格后观察到的使用条件),药品的规范使用及用药是否恰当的标准。

基于以上标准,长久以来都是由政府部门以相对单边的方式制定药品价格和进行管理。在医药企业的施压下,加之市场全球化和卫生全球化,政府部门只得改变由其单边支配药价的状况。在政府部门和医药企业间达成的框架协议中引入另一项标准,那就是让本国药价与英国、德国、西班牙和意大利等欧盟邻国药价看齐。

引入这一标准主要是回应医药企业再三表达的期望和要求,以实现如下双重目的:一方面,长久以来法国境内平均药价低于上述其他国家的药价水平,因此需要再次提高法国药价;另一方面,部分国家允许从药品专利所有者外的运营商进口药品,这些运营商在一个国家以较低的价格购入该药品专利后,再以较高的价格在另一国家卖出,从差价中获利。这一倒买倒卖的做法有损持有药品上市许可证企业的既得利益,因此应避免国家间药价存在过大差异。

此外,当一种新药的疗效改善程度达到第一、第二或第三级时,医药企业可自行提交其报价。政府部门需要对其真实效果进行验证。

政府部门不知如何掌控的另一个问题是医药企业对很多新药的报价过高。这些新药专门用于治疗患有罕见疾病或是癌症患者,而这些患者的数量十分有限。

7.3.2 其他药品调控措施

除了调控价格外,法国政府连续多年还采用其他药品调控手段。

1. 非专利药

为方便药品专利一旦到期能尽快转成非专利药,政府采取了一系列措施:一方面,非专利药的价格相对最初的专利药价格下降1/3。另一方面,给予药剂师替换权。也就是说,如果处方开具的是专利药,当患者去药房拿药时,药剂师有权将专利药换为对应的非专利药。要知道在法国,医院药房和执照私人药店的药剂师在药品配给方面具有垄断地位。

在其他欧盟国家(如德国),针对非专利药价格的相关调控有时会严厉得多。虽然这些措施能让非专利药在一定程度深入市场,但在法国却非常缓慢,且渗透程度明显低于其他欧盟邻国。

2. 降价措施

当药品达到某一销售量,或是药品疗效分级,或是医药企业的营业额达到政府部门和企业事先商定的界线时,为了让医药企业向医疗保险转入一定数目的钱或是实现自动降价,需要介入某些机制,如分摊风险的机制也能起到一定作用。例如,当医疗保险决定报销某种药品后,会给该药品定价。之后根据药品上市规定时长后的使用情况及有效性,凭经验对药价进行再调整。这些机制并非法国所特有。就法国的实践而言,这些机制的效率并不稳定,尤其是这些机制依托于对临床数据的观察,期间困难重重、花销巨大。

3. 针对需求而定的调控措施

(1) 对患者而言,面向患者和公众的调控措施多种多样:①公共服务平台,提供国内市场上所有流通药品的重要信息;②规范使用药品的宣传活动,如规范使用抗生素;③取消部分疗效不好药品的报销资格,而医疗保险取消这些药品报销资格普遍不为公众所理解和接受;④当存在其他替代治疗方案时,部分受益风险比不足的药品将退出市场。

(2) 对医生而言,有许多措施是面向能开医保报销药的医务人员(主要面向医生和门诊助产士)的,为他们提供药品信息:①人人都能浏览的药品信息网站;②发生安全问题时的局部信息行动;③为药物使用和治疗策略的选择提供良好的操作规范,这些参考材料是由政府有关部门(法国高等卫生署)联合医学专家智库共同编写的;④在公立医院、有执照私人诊所和其他私立医疗机构的信息系统中装入帮助开处方的支持软件。

4. 订立契约

针对有执照私人诊所医生提供门诊服务点,在医疗保险和医生代表之间达成国家性协议,规定对部分医疗实践产生的效益进行分红,以此来鼓励老年人接种禽流感疫苗、限制某些药品的使用(如限制对老年患者使用精神药物),同时以此来增加非专利药的使用。

各公立医院与大区卫生办事处和医疗保险签订多项院内使用药品规范,优化医疗质量和组织的合同。这些合同尤为关注那些昂贵的、在医院按业务定价体系外支付药品的合理使用。同时有一项财务调控机制,也就是可能面临处罚。如果无法证明药物处方的合理性及其规范使用,那么药品将以低于医院购买时的价格进行报销。

有关规定限制部分药品的自由处方权,一般情况下所有医生都能自由选择药品、医疗项目及检查手段。限制医生使用部分药品属于一项特殊规定。因此,部分药品仅限于公立医院内使用;部分药品必须要先在公立医院使用后,有执照私人医生看门诊时才能开此类药品;部分药品只能由某些专科医生使用,全科医生不能开这类药品;部分药品要服从特别的监督检查规则。

5. 政府部门的辅助行动

国家及相关政府部门通过法规条例、契约协议及辅助行动,覆盖药品监管的各个方面。这一行动主要在全国范围内展开,包括以下 11 种不同形式。

(1)给医务人员和公众提供必要的信息。

(2)在药品上市之前和上市之后,对其受益风险情况进行评估。

(3)订立标准规范:建立新药开发标准、颁发药品上市许可证、勒令受益风险比不满足要求的药品退出市场。

(4)药品供应和药物警示方面的风险管控。

(5)药物生产的质量监控。

(6)制定药品价格和医疗保险报销标准。

(7)制定税收标准,对医药企业营业额及其宣传费用进行征税。

(8)制定药品配给盈余。

(9)禁止对公众进行医保报销药品的广告宣传行为。

(10)不断加大力度打击医药企业滥用药品的商业行为。

(11)防止政府部门咨询专家之间存在利益冲突。

医疗机构与医联体政策

雷萍,于广军

8.1 医疗机构的种类

法国的医院体系由 3 种具有不同法律地位的医疗机构构成,包含公立医院、私立营利以及私立非营利医院。根据医院法人属性,3 类医院机构的组织架构、经营方式、管理、融资、监管、参与公共服务的任务以及法规政策也是多种多样的。随着人口老龄化的加剧,老龄人群的长期慢性疾病护理以及服务质量要求不断提高,加之国家为控制卫生支出而推出各项政策,卫生机构的地位及护理职能也在不断转变,国家卫生部门通过对卫生机构的定期调整、开展新的合作来适应这一转变。

1. 法国医疗机构概况

截至 2015 年 12 月 31 日,法国共有医疗机构 3 089 家,住院床位 408 245 张,非住院床位 72 789 张,这些医院提供住院和门诊治疗服务。

(1) 在这 3 089 家医院中,公立医院机构有 1 389 家,其中住院床位 253 364 张,非住院床位 41 361 张,占国家医院床位总量的 45%。

(2) 私立营利医院机构有 1 009 家,其中住院床位 97 497 张,非住院床位 17 939 张,占国家医院床位总量的 33%。

(3) 私立非营利医院机构有 691 家,其中住院床位 57 384 张,非住院床位 13 489 张,占国家医院床位总量的 22%。

2. 法国公立医院的分类

1 389 家公立医院根据其功能定位大致可分为 4 类。

(1) 有 178 家大区中心医院或大学附属医院,床位 73 111 张。其主要职能是为本地区(或其他地区)居民提供重症复杂疾病的专业治疗。

(2) 有 962 家地方中心医院,床位数量 145 289 张。其主要职能是为地方居民提供短期的住院治疗服务,如药物、手术、妇产科、牙科护理服务以及老年人照顾。

(3) 有 96 家精神卫生中心,床位数量 25 304 张。其主要职能是为地区居民提供精神疾病的康复以及心理疏导服务。

(4) 有其他公共医疗机构 153 家,床位数量 9 660 张。主要提供中长期护理服务。

3. 法国私立医院的分类

私立医院分为私立营利医院和私立非营利医院两类,分别有1 009家和691家。

(1) 在1 009家私立营利医院中,康复医院350家,床位数量28 818张;综合疾病短期治疗中心508家,床位数量55 360张;精神疾病预防中心144家,床位数量13 016张;有长期护理医院6家,床位数量303张;其他私立医院机构1家,无床位。

(2) 在691家私立非营利医院中,社会福利医院670家,床位数量54 653张;癌症治疗中心20家,床位数量2 731张。

8.2 医疗机构的使命

1. 提供医疗服务

医院必须不具种族、性别和富裕程度的歧视,平等接纳所有患者。在紧急情况下,没有经济支付能力、没有身份证明或医疗保险证明的患者仍将得到医疗服务。医院接待处全年每天24小时开放。

2. 参与疾病预防

医院每年接待数百万人,包括患者或探视人员,也提供疾病监测服务。事实上,在患者、探视人员和医务人员等不同群体的疾病预防和告知方面,医院起到重要的作用。建立由本地卫生和社会机构组成的疾病预防网络,有助于对肥胖、酗酒、烟瘾、道路安全等采取多种预防和治疗措施。这些机构还展开大量健康宣传,对患者进行健康提醒和教育。

3. 保证医疗服务的持续性

根据公共卫生法,公立医院通过联合机构24小时收治新患者。在医院,这个任务由急诊室以及配有医生和医疗小组的固定机构负责。在患者过多的情况下,则通过同一地区的联网制度,将患者转至附近的医院。此外,即使在罢工期间医院也应始终保持最低医疗服务状态。

4. 评估医疗服务质量

医疗机构向患者提供的医疗服务质量和效果应不断改善。每所机构应采取措施,提高设备、人员资质、医疗结构和患者接待等方面的质量。除了解决公共健康问题,这些措施要求医疗机构优化自身结构以满足其财务目标,并由独立的专家对各机构提高医疗安全水平和服务质量的各种措施进行评估。10多年来,各家医院均加入由高等卫生局颁发的认证程序。

5. 提供大学教育和在职培训

29所大学附属医院与医学院合作,为医学、药剂学和牙医学以及研究生培训(对已毕业医学生的职业培训)教学投资。医生的初步培训分为3个阶段和多个临床实习期,并且要通过住院实习考试以选择专业方向。大学附属医院还向医疗公共部门人员(FHP)和除医生以外的专业医务人员（护士、护工、助理保育员及药剂师助理等）提供在职培训。此外，医院内的医生和私人医生都必须根据法律规定，进行在职个人培训。除了保持遵守医学伦理学的义务以外，培训还有利于医务人员保持专业技术水平，掌握新知识，不断更新医疗技术。

6. 开展临床研究

除了作为教育和培训的场所以外，医院还积极参与医学、牙科学和药剂学的科学研究。对于创新疗法和人体实验，大学附属医院依靠全国保健和医学研究所的专业知识，以及临床研究中心等多学科网络，与专科学院建立伙伴关系，与法国国家科学研究中心（CNRS）团队开展合作。作为医学发展的战略要地，医院成为医药行业和生物医学研究的关键基地。

8.3 医疗机构的任务和职能

尊重医院的使命，用公共服务的概念代替公立医院服务的概念。无论用户的经济状况和地理位置，在区域卫生管理局的指导下，在区域内提供公共服务。

1991 年 7 月 31 日颁布的法令规定，公共和私人非营利性医疗机构都应遵守医院制度。医院制度共分为医疗、患者资料、公共医疗任务以及业务评估和分析 4 类。除了提供预防、治疗和姑息疗法（止痛）之外，医院负责患者就医或者住院后的管理。此外，医院公共服务成为大学教育、专业医务人员在职培训以及临床研究和创新疗法的一部分。公共服务现在可以由任何种类和等级的卫生机构提供。

公共卫生机构是具有行政和财政自主权的法律实体，它们受国家控制。公共卫生机构可以建立一个或多个具有法人资格的医院基金会，以实现一项或多项一般利益和非营利性工作或活动，以便为研究任务做出贡献。这些基金会具有财务自主权。关于发展赞助的公用事业基金会，也同样适用这一规则。各医院基金会的运作规则在其章程中有规定，由公共卫生机构的监督委员会监管。

8.4 医疗机构的变革

1. 逐渐缩短住院治疗时间

2015 年，法国各类医院机构总共提供 1 200 万全日制住院治疗人次、1 600 万非全日制住院治疗人次服务。受人口老龄化因素的影响，医院对护理人数的需求持续增加。医院对接受全日制住院和非全日制住院的比例也在不断进行调整。在部分医院，中短期住院患者的比例越来越高。

10 多年来，全日制住院人次（不包括长期护理住院人次）在总体上相对稳定。自 2012 年以来，法国医院的平均住院天数相对稳定，短期住院治疗和精神类疾病住院治疗的时间持续缩短,但是中期住院(疾病的后续护理和治疗)以及康复治疗时间在 2015 年出现微幅增长。

2. 不同疾病种类、不同学科的护理模式差别很大

在全日制住院治疗中,短期住院护理服务超过 85%,后续护理和康复为 9%,精神类疾病护理占 5%。长期护理所占比例几乎可以忽略不计。

在非全日制住院治疗中,短期住院护理服务占 45%,后续护理和康复占 23%,精神类疾病护理占 32%。

无论是全日制住院还是非全日制住院,法国加强了门诊管理的力度。另外,80% 的患者一年至少接受一次心理疏导治疗服务,这也是加强门诊治疗服务的原因。2015 年,有超过 2 100 万的治疗是在门诊进行,分布在法国的 3 500 个医学心理学咨询服务单位和治疗中心,构成了门诊治疗的关键枢纽。

3. 传统住院治疗模式的替代方案

为了替代传统的住院治疗模式,法国 2015 年期间的 1 260 万次化疗、放疗和透析治疗护理服务,大部分在门诊中执行(包括 240 万次化疗、640 万次透析和 370 万次放疗)。其中,几乎一半放疗在私人诊所执行,51% 的化疗在公立医疗机构进行,有 21 家癌症治疗中心承担 23% 的放疗、14% 的化疗。

与 20 世纪 20 年代后期相比,家庭治疗的发展速度也在继续放缓。家庭治疗实现了医院与医院之间、医院与城市的医生之间有组织和协调的系统整合,确保患者的生活医疗保健服务,避免或缩短住院治疗时间。

2015 年,法国共有 17.4 万例家庭治疗病例,共计 460 万天住院总量(占全日制住院总数的 3.8%)。目前,法国有 314 家家庭住院机构,能够同时承担 15 200 名患者的医疗服务。

4. 每年的急诊数量直线增长

2015 年,法国的 723 个急救中心共处理了 2 030 例急救事件,比 2014 年增长了 3.0%。20 多年前(1996 年),法国本土的急诊数量为 1 010 万例,平均每年增加 3.5%。

每个急救中心平均每年接待 280 万名急症患者,儿科急诊相对较少。从总体情况来讲,18% 的急诊就诊在私立医疗机构,这一比例在 2000—2010 年一直趋于稳定。

5. 中小规模的急救中心占比最多

22% 的急救单位每年治疗不到 15 000 例患者,两个急救中心每年处理不到 30 000 例急救事件,而 20% 的急救中心记录超过 40 000 例急救事件,占每年处理急救总量的 40%。除了医院急救中心之外,有 104 家监管和流动急救中心、410 家应急复苏中心开展对急救患者的院前护理和运输工作。在一些地区,患者获得紧急护理的时间超过 30 分钟,因此,急救中心的医生会紧急联系接受过急救训练的初级保健医师,在应急复苏中心的医生到达之前,按照医疗要求进行紧急救治。

6. 中短期住院接待能力稳定

在过去 10 多年的医院服务提供方面,全日制住院总量稳步下降,非全日制住院总量大

幅增加,地区差距逐渐减小。2015 年,全日制病床数量达 40.8 万张,比 2003 年的床位数量减少 6 万张。

在过去的 12 年里,短期住院治疗服务床位数量的减少相当普遍(减少了 23 000 张病床),但长期的住院治疗服务(USLD)的减少更加明显,从 2003 年的 8 万张床位减少到 2015 年的 3.2 万张床位,其中也有某些单位转为养老院的原因。只有后续护理和康复床位数量从 2003 年的 9.2 万张增加到 2015 年的 10.6 万张。精神病医院则是例外,自 1970 年以来床位数量总体保持稳定。

一方面,近年来法国的非住院床位急剧增长。2015 年共有 7.3 万张非住院治疗床位,相比 2003 年的 4.9 万张增长了近 50%。尤其是短期住院治疗服务,2003—2013 年期间共增长了 1.4 万张非住院床位,在 2015 年这一比例增长达到 43%。在精神类疾病治疗方面,非住院治疗床位的增长速度相对较缓,自 2000 年以来共增加了 3 000 张非住院治疗床位,平均年增长率为 1%。

另一方面,后续护理和康复近年来呈急剧增长,自 2003 年以来,部分住院床位几乎翻了一番(增加了 7 000 张床位),并且呈持续上升趋势,特别是在功能康复领域。

这些改进得益于医疗技术的创新,尤其是在药物治疗及麻醉技术方面,越来越多的安全措施使患者完全不用在医院留宿或由护士陪同进行住院治疗。医疗和药物治疗(特别是在麻醉方面)的技术革新,缩短传统的陪护留宿住院治疗时间,并得到更加安全的保障。名词"门诊班"就是专门用来形容可以通过用取代住院治疗的方式来处理患者。

7. 不同专科的服务特色

医院提供的医疗服务会根据各专科的特征而有所不同。精神类疾病治疗,无论是全日制住院还是非全日制住院,都必须在公立医院内进行。在中长期住院治疗方面,有 39% 在公立医院进行,28% 在私立非营利医院进行。在短期住院治疗方面,有 50% 在公立医院进行,50% 在私立医院进行。在家庭治疗方面,有 58% 的服务由私立医院提供。

更具体地说,对于短暂住院类医疗活动,公立医院占主导地位,私立医院主要以外科手术为主。

私立非营利医院处于中端水平,提供少部分的公共医疗服务;大部分的医疗活动以私立营利性为目的,手术活动主要以癌症手术为主,尤其是在各个癌症治疗中心。

虽然 64% 的门诊手术是在私立医院进行,但是白内障手术、关节镜手术、静脉曲张手术等门诊手术占公立医院提供服务的主要部分。

8. 大多数的分级诊疗只针对单个病种

2015 年,有 1 240 万患者住院一次或多次。近三分之一的患者住院一次或两次,他们在康复医院停留的时间较长。88.6% 的患者只在医院做短暂停留(一天或两天),中长期住院患者占 1.1%(主要集中在血液疾病或肿瘤的特殊病理方面),家庭住院患者占 1%,精神类疾病住院患者占 1.9%,有 8.3% 的住院患者(100 万患者)是在其他卫生机构住院治疗。

9. 消化系统疾病是门诊住院治疗的常见病种

在 2015 年,半数以上的短期住院主要是因为消化系统疾病,其次是肿瘤和循环系统疾病,这些疾病在所有年龄、性别人群中分布均匀。

对于呼吸系统疾病,15 岁以下的患者占主要部分;对于循环系统疾病,75 岁以上的患者占主要部分。

在 15～44 岁之间的住院人群中,男性主要因消化系统疾病入院,女性产妇占住院天数的 40%。

10. 越来越多的妇女在 2 级和 3 级妇产科医院分娩

自 20 世纪 70 年代开始,法国一直在为降低孕产妇的生产风险和死亡率做出不懈努力。随着产科风险的降低,法国妇产科医院的数量在持续减少,但是规模却在不断上升。

2015 年,法国本土以及海外地区有 3 种类型共 528 间产科医院,分别是 230 家 1 级产科医院(提供产科服务)、230 家 2 级产科医院(提供产科服务和新生儿科服务)和 68 家 3 级产科医院(拥有产科和新生儿科加新生儿复苏服务)。2015 年,法国共有 16 600 张产科病床、分娩 785 000 名新生儿,其中 778 000 名新生儿存活。

提供新生儿科或新生儿复苏服务的妇产科医院(2 级或 3 级),几乎全部是公立医院或私立非营利医院(2 级产科医院的 80% 为公立医院或私立非营利医院,3 级产科医院 100% 为公立医院),这两类医院提供了 72% 的病床,完成了 77% 的分娩量。

11. 80% 的人工流产在公立医院进行

2015 年,法国总共实施了 21.78 万例人工流产手术(IVG),其中 17.78 万例(占 80%)在公立医院进行,有 3 100 例在保健中心或授权的家庭教育中心进行(自 2009 年 5 月开始实行),还有 36 900 例药物流产在城市内的定点诊所进行。

12. 医院工作人员稳定

医疗机构工作人员主要由医生、牙科医师和药剂师组成,还包括实习医师(FFI)、助产士和非医疗工作人员。他们的职位和工作职能根据其所在机构的要求而定。医务人员可以被全职或兼职雇用,或作为自由执业者向患者(或由医疗保险)直接收费。

2015 年,医务人员(包括实习医师)的数量为 1 890 003 人,与 2014 年相比同比增长 1.1%。

医生、牙科医师和药剂师占医务人员总量的 74%,这一数量自 2000 年以来一直保持稳定,只有实习医师的数量一直呈持续增长趋势,尤其是自 2004 年医疗改革以来。2015 年自由执业医师的数量保持稳定。目前,有超过 85% 的自由执业医师在私立医院工作。

2015 年,法国全职非医务人员和助产士的数量超过 100 万名,与 2014 年相比相对稳定(仅上升 0.1%)。在这些就业人员中,包括 70.8 万名医务人员,有 1.5 万名助产士、31.3 万名护士、22.7 万护理人员、13.4 万名行政工作人员和 11.1 万名技术人员。有 3/4 的实习医师在公立医院工作,其余 1/4 的实习人员在私立非营利医院工作。

8.5 医院的筹资方式

2015 年国家卫生总支出为 908 亿欧元,91.3% 的资金由医疗保险部门提供。医院几乎占医疗保健和医疗用品消费的一半(46.7%)。

公共医疗机构(包括公立医院和几乎所有私立非营利医院)的医疗保健消费达 701 亿欧元,还有 207 亿欧元医疗支出用于私立营利性医院。考虑到医院护理的重要性,医疗机构的资金问题是卫生系统的主要挑战。

正是由于上述原因,国家自 2004 年对短期住院治疗和家庭住院治疗实施了基本定价(T2A),结果发生了显著的变化。此项改革要求公立医疗机构实施总额预付制,私立医疗机构则实施按日付款机制。

随着改革的推进,这个定价体系不断演变。例如,增设了服务质量提高的财务激励(IFAQ)、定期修改相关评估指标、将分级诊疗的转诊费用纳入考量范围等。

8.6 法国的区域医联体政策

法国的区域医联体是基于 2016 年 1 月 26 日法国卫生系统的现代化法案所提出的,为了促进地域性人口健康战略,将同一个区域内的医疗资源整合在一起,共同为减少卫生服务的不平等现象、改善贫困人口疾病预防和照顾而设立的新型健康服务模式。

区域医联体内每个医疗机构的相互协作通过整合性医疗项目和整合护理项目来执行。2016 年 7 月 1 日法国的 1 039 家公立医院划分为 135 个区域医联体,并确定辖区内的区域医联体名单及其组成。每个区域医联体的面积和服务人口的规模都是可变的。它们所涉及的机构(2~20 家)、服务地区(10 万~250 万居民)、预算质量(不到 1 亿欧元到超过 20 亿欧元),全部取决于当地的需求和已有的合作。同时,区域医联体对于精神障碍患者的照顾组织也有特殊的规定。每个区域医联体中的整合性医疗项目都在 2017 年 7 月 1 日之前逐步开发,并在 2018 年 1 月 1 日之前在整个区域医联体内试行。

(1) 区域医联体有 3 个目标:①共同和逐步照顾患者的目标;②经济合理化的目标;③加强与大学医疗中心的联系,从而重申加强大学医疗中心的区域作用。

(2) 这 3 个目标的实现基于以下两点:①在同一区域的不同公共医疗机构之间分级诊疗服务,从住院到家庭护理以及信息和通信技术的使用,所有的护理模式都受到关注;②涉及双向转诊活动的整合性医疗项目,所有的医疗服务提供者(医院、地方政府及社会医护服务机构)必须联合起来,共同满足地域人口的健康需求。

8.7 区域医联体的互利原则和运行机制

1. 互利原则

互利原则是区域医联体实现整合医疗和提高卫生系统效率的一个基本原则。

通过区域医联体内各成员单位之间的资源共享、优势互补原则，以患者为中心，在提高整体医疗服务质量的同时降低运营成本，为改善一个地区人口的健康状况做出重大贡献。

2. 运行机制

区域医联体内的每个医疗机构在界定的地区内联合为患者提供服务。这种联合服务通过专业人员为其患者设计的共享医疗保健项目进行，并保证患者就近就诊和转诊服务。每个区域医联体需要遵循质量同质政策，确保患者在全国范围内平等获得安全和优质的医疗和护理服务。每个地区可通过区域医联体来促进医学创新，如开发新型的门诊医学、门诊手术、远程医疗服务模式。区域医联体内的信息化系统能够支持多种功能，用于分配部署共享医疗保健项目所需的资源，并满足该地区患者的需求。

8.8 整合性医疗项目

每个区域医联体都开发了整合性医疗项目（PMP）和共享护理项目。针对疾病的种类和患者的个人状况，制定每位患者的全面护理计划。整合性医疗项目包括按部门以及疾病种类分组的临时护理服务：①如何保证医护服务的连续性和持久性；②如何介入外部资源；③如何进行专家会诊；④如何协调门诊及住院治疗活动、手术技术使用沟通、紧急情况处理办法、特殊情况下的医疗护理活动、家庭住院治疗、居家护理以及社会服务等各项内容。在特殊情况下，整合性医疗项目的设定，还需要涉及共同医疗团队的组织以及医疗和用药人员的重新分配。整合性医疗项目还需要明确与大学附属医院的关联方式，以实施教学、科研、疾病诊疗和医学人口统计等任务。每个整合性医疗项目的开发时间为 5 年，期间可以频繁地进行修订。在开发期间，每个整合性医疗项目必须监测其实施和评估以及报告结果。

1. 临床路径

临床路径是共享医疗和护理项目发展的核心。通过病理学的方法，针对每种疾病的特殊性，协调诊疗过程中所有利益相关者的服务行为（如影像、生物检验、急救等），从而确保实际护理组织的逻辑性和连贯性。

2. 质量和安全

区域医联体的目标是确保每个患者都能平等地获得安全和优质的医护服务。因此，医疗和护理共享项目的设置也意味着制定共享质量标准，在同一个医联体组织内统一执行。

这些质量标准主要通过信息系统来完成。这些医学信息可以在两个层面进行共享。第一步,通过合并和链接各机构的数据,进行区域诊断,监测区域人口的健康状况。第二步,公共医疗信息系统通过分析区域动态情况,更精确地跟踪人口的健康状况。

在实际情况下,并不是所有的区域医联体都拥有进行数据分析的能力。因此,每个医联体通常需要通过系统连接的方式依附于一所大学附属医院,以实现对健康数据的有效分析。

3. 信息系统的融合

信息系统的管理是区域医联体成功支持其医疗战略的核心杠杆。通过融合信息系统来管理共享医疗和护理项目,可以改善专业人员对信息的访问、护理的安全性以及医护活动的汇集。只有为卫生专业人员提供同类工具,才能实施共享医疗项目。

每个地区都有由实地专业人员和机构代表制定的关于信息系统使用方法的指南。其主要目标是建议、指导,并为各机构在实施融合信息系统时选择步骤和组织安排提供参考。该指南为将要开展的工作提供参考标准和操作建议,会贯穿于在每个地区建立融合信息系统的各个阶段,并介绍良好做法、警示要点以及每个步骤开展的实例。

4. 地区医疗信息部门

国家健康信息战略促使每个区域医联体内必须成立集团医疗信息部门(DIM)。根据法律规定,地区医疗信息部门必须有医师团队参与。通过医生团队参与的医疗数据分析,使得分析结果能够用于更好地制定和实施地区整合性医疗项目,同时有助于区域医联体机构的临床、流行病学、卫生信息学和医药经济学研究。

5. 采购

区域医联体采购需要大量动员有关团队,这也是目前医联体执行的最大挑战之一。医联体内的统一采购职能会以两种方式存在:在医疗资源缺乏地区,医疗资源采购通常会以10万人为单位进行统一采购,涉及预算通常不到1亿欧元;在医疗资源密集区域,医疗资源的集中采购会以250万人为单位,涉及20亿欧元的卫生支出。因此,每个区域医联体都会面临双重挑战,即为每个医院采购专业人员定义合适的地方和采购标准,同时又要权衡绩效和质量问题。

6. 国家支持计划

为了帮助专业人员实施因区域医联体所带来的变化,国家部署了区域支持计划,以实现以下4个目标。

(1)工具和指南目标。通过提供一些工具和指南来满足每家医联体的需求。这些工具和指南在综合原有的操作方法之后,重新提出促进各种改革项目实施的方法和操作细则,从而为每家医联体机构都能够提供参考标准。

(2)运营支持目标。为变革管理行动或深化组织工作提供运营支持。这些伴随有利于对患者路径的影响或对患者护理的支持。这些支持通过动员不同的运营商(医院采购联盟、国家绩效评估机构、医院购买者网络、共享卫生信息系统管理局)进行。

(3)人才培训目标。支持有针对性的主题(如领土战略、人力资源、信息技术、采购、共享医疗项目等），全国医务人员终身教育协会、公共卫生高等教育学院和国家绩效评估机构提供各种培训课程和讲习班。

（4）专业支持目标。为了支持区域医联体内管理团队和医疗管理人员面对新的合作方式带来的各种困难，法国自 2016 年起每年支出相当于 1 000 万欧元的专用经费，用于支持与区域医联体建立相关工作和服务。此经费由国家行程管理中心进行统一管理。

医院大科室管理

Claude Lavigne

9.1 法国医院大科室管理

9.1.1 通过立法为医院构建高效的内部管理组织

在法国,立法者不断重申希望为医院构建高效的内部管理组织,以维持医院发展费用、明确利益相关者的责任。

1991年7月31日,第91748号法令出台,增加了医院内部管理组织的灵活性:①重新调整护理服务模式,发展"以患者为中心"的护理服务模式;②以目标责任制为基础,对医务人员进行绩效考核;③医院的绩效考核需要与专业的管理评估人员进行合作。

1996年4月24日,第96346号法令规定:建立内部可选的合作模式,成立责任中心;通过协议医疗和护理的目标,对医护人员进行管理。

1997年4月18日,第976347号法令规定:科室主任可以根据其科室与医院之间达成的协议,以及团队需要实现的任务目标,代表其团队与医院进行签约。

2004年2月13日,第200461号法令涉及新的医院管理模式,首次提出医院大科室管理的概念。

2005年5月2日,第2005406号令规定了公共卫生机构的组织和运作机制,并为医疗护理服务项目引入新的定价标准。

9.1.2 公共卫生机构的内部组织架构和大科室职能

为了更好地行使医院的职能,公共卫生机构自主定义其内部组织架构。在与医疗委员会主席或与大学附属医院的临床科研主任商议之后,院长根据医疗机构计划设立机构的大科室。

医院院长根据医疗委员会主席制定的权力义务列表,任命大科室主任;如果意见出现分歧,则由院长选择最佳的科室负责人选。

对于大学附属医院,这些权利义务列表由医疗委员会主席和大学附属医院的临床科研主任一起共同起草。

文件起草并确认之后,医院与大科室主任签订岗位合同,明确科室的发展目标和具体措施。

大科室负责人按照其工作机构的组织架构和行政管理政策,与医疗、护理和行政支持小组共同制定该科室的管理章程,涉及科室内每个成员的职责和权限。

大科室主任在履行职责时,根据需要,可以向院长提出临时增加协助人员。例如,如果该部门的部分医疗活动涉及产科的服务内容,院长可根据需要为此科室配备一名助产士。

属于公共卫生机构的执业人员若不履行规定义务,其报酬可能受到影响。

在上述方式下,医院管理可以通过赋予管理者不同形式的权力而规范并促进管理者的行为,从而在不增加管理费用的情况下为公立医院的现代化做出贡献。

9.2 大科室管理方案

在 2006 年底之前,所有医院都应建立大科室。在自主、灵活而清晰的框架下,大科室的设立必须符合医疗类型的主导标准,尊重患者的诊疗选择,保证医疗护理服务的质量和安全。在实际操作中,建立大科室必须满足:①汇集医疗和护理团队;②将医疗技术平台的昂贵设备分组;③定义大科室的结构、面积以及量化指标;④定义并执行集体项目的管理规则;⑤合同化团队管理的细节(包括成果指标),特别是利润分享;⑥在集团内重新组合,明确目标中的不同职能部门。

大科室可以在地区医院、一般性综合医院或大学附属医院内建立。

9.3 大科室的职能与管理模式

9.3.1 大科室的职能

以法国某大型大学附属医院为例,其附属医院共有 11 个大科室,每个大科室都有一个责任中心负责人(大科室主任)。这位负责人必须是全职医务工作者,负责管理整个大科室的运营。

责任中心负责人代表科室与该机构院长和医疗委员会主席签订合同,并执行由该机构决策层制定的战略,对科室进行授权管理。

在大科室的每个部门内组建一支执行团队,此团队由部门主管、护士经理和管理助理组成。

该团队的工作受医院管理平台的监督,医院管理平台会设置在科室周围。

每个大科室内部包含多个服务单元,这些服务单元构成对患者的全部诊疗流程,科室的业务活动围绕该流程开展。

在适当的情况下,科室也可以进行个体化横向结构管理,由具体的医疗代表团队确定相关的医疗责任。

大科室内每个医疗服务部门负责人由大科室主任任命。医疗服务部门的负责人负责整个部门的日常医疗活动和管理,并对部门内每位医师进行评估和考核。

9.3.2　大科室的目标

(1) 基于功能综合体概念的大学附属医院建立大科室的目标如下:①根据重点医学学科以及未来将要发展的临床专业(250~400 张床位),在护理、研究和更灵活的管理框架下定义功能性综合体的职能;②介绍医疗项目的下沉式管理方法,使患者能够顺利转向门诊,并进行家庭护理随访服务;③与当地其他机构建立合作伙伴关系。

(2) 大学附属医院需要通过两个层面的工作来达到以上目标:①功能单位的创建;②按功能组别划分的医疗项目。

11 个大科室的相关医疗分科,如表 9-1 所示。

表 9-1　11 个大科室的相关医疗分科

大科室	相关医疗分科
大科室 1	血液,肿瘤,器官组织,皮肤病理科
大科室 2	血液研究所,神经诊疗中心
大科室 3	急诊,麻醉,内科和感染科
大科室 4	骨外科,组织损伤修复科,头颈疾病科,牙科,神经外科,神经创伤康复科
大科室 5	妇女儿童专区
大科室 6	放射科
大科室 7	化验科,药剂科
大科室 8	大学医院心理科
大科室 9	老年医学科
大科室 10	大学医院住院部
大科室 11	公共卫生,医院信息科,职业健康和流行性病学专科

9.3.3　大科室医务人员的职能

大科室的医务人员都是内部参与者,他们的职能如表 9-2 所示。

表 9-2　大科室医务人员的职能

医务人员	职　能
大科室负责人(主任)	① 负责领导实施科室的政策,以实现集体的目标 ② 由院长提出任命,在临床、教学和科研活动中能保持一定的自主性 ③ 有若干位合作者协助履行职责,通过医院管理平台和职能部门,对各级医疗服务参与者进行管理
具有特定任务的主任助理	① 在大科室主任的授权下,一个或最多两个副主任可以参与指导集团内部管理规则定义的内容(如工作质量、研究、教学、临床活动等) ② 尊重每个执业人员的道德观念以及在职能单位服务的使命和责任

医务人员	职　能
科室行政管理人员	① 协助科室管理 ② 协助科室主任进行医药及成本控制方面的管理 ③ 受医院管理层和科室主任的双重管理
科室护理部负责人	① 负责医护各部门之间的协调工作（人力资源、设备、管理控制、质量风险、评估）的管理 ② 受医院管理层和科室主任的双重管理
服务部负责人	① 与大科室负责人一起协调大科室内部结构的调整 ② 督促科室内部的组织管理及总体战略的执行
医疗部个体功能单元负责人	① 由临床医生担任 ② 在医生团队服务的框架内，可以进行横向服务，但具有明确的责任
护理部个体功能单元负责人	① 与负责该单元的医生和护理部门负责人密切合作 ② 确保医疗团队的组织和管理
专业技术人员	① 特殊需求的人力资源 ② 在适当的情况下与其他合并，如质量工程师、组织工程师、病床经理等

9.3.4　大科室的外部管理组织和沟通模式

大科室的外部管理组织和沟通模式如表 9-3 所示。

表 9-3　大科室的外部管理组织和沟通模式

负责人	外部管理组织和沟通模式
院长	负责总体方向和战略决策，执行董事会主席、董事会的总体政策 ① 管理委派 ② 对集团内部合同中的目标和措施进行监督
运营管理团队	在良好的管理和效率实践的指导下，建立客户/供应商关系 ① 发展中心活动（财务、管理控制、收据、招生、信息系统） ② 人力资源 ③ 技术和物流中心（工程、设备、酒店用品） ④ 综合管理部（医疗事务、研究、总体规划、授权、沟通、质量和风险）
副院长	① 在保健领域内，制定和部署本机构政策 ② 设计和管理机构项目 ③ 负责机构内部沟通 ④ 促进健康中心的运作（作为集团合同的一部分） ⑤ 确保护理中心和职能部门之间的对接 ⑥ 协调管理层和组织之间的对话以促进决策 ⑦ 对医院管理平台配置人力 ⑧ 将分配的技能作为分散管理流程的一部分 ⑨ 代表董事直接向院长报告
护理副院长	① 在医院董事会的协助下，促成医护平台的正常运作 ② 制定护理政策 ③ 促进医院管理平台的运作（作为集团合同的一部分） ④ 为护理和集团项目的标准化和实施做出贡献，设置护理保健流程的相关评估指标，确保护理服务的成功实施 ⑤ 负责风险管理，保证护理质量和护理安全

负责人	外部管理组织和沟通模式
临床副院长	根据医生的处方,协调相关服务及供应商关系 ① 药房-消毒-检查化验 ② 成像-功能检查 ③ 临床功能区 ④ 麻醉

正是因为对每个大科室医护以及管理人员的权责都有了非常清晰明确的定位,所以,医院的绩效评估可以根据各个医疗经济单位统一设置,提出考核标准,并设定绩效分配模式。

9.3.5 医院绩效分配模式

以某家地区中心医院为例,说明医院进行绩效考核和奖励分配的情况。

在设定绩效考核模式之前,该中心医院根据所选指标的权重,考虑全院绩效考核计划的3个假设。

(1) 假设1:基于财务指标的主要权重(40%)。

(2) 假设2:将每个指标设为等同(相同的权重)。

(3) 假设3:将财务指标、质量和风险管理指标置于平等地位。该假设强调质量和风险管理指标在绩效考核方法中与财务指标同等重要。

该中心医院2011年的奖金总额为15万欧元。表9-4所列为根据所选指标的权重计算激励的3种方法,给出某大科室的绩效考核计划。

表9-4 2011年某大科室的绩效考核计划

假设	指标	绩效评估结果	价值创造活动	特护病房	质量与风险控制	总分值
假设1	指标权重(%)	40	30	15	15	100
	金额(欧元)	60 000	45 000	22 500	22 500	150 000
假设2	指标权重(%)	25	25	25	25	100
	金额(欧元)	37 500	37 500	37 500	37 500	150 000
假设3	指标权重(%)	30	20	20	30	100
	金额(欧元)	45 000	30 000	30 000	45 000	150 000

以假设3的方案为例,每级指标由两个权重相同的二级指标组成,如表9-5所示。

表 9-5 2011年某大科室采用假设3方案的绩效考核计划

(a)

	绩效评估结果 (30%)			价值创造活动 (20%)			特护病房 (20%)		质量与风险控制 (30%)			总额 (欧元)
	绩效1	绩效2	小计	活动1	活动2	小计	特护	小计	质量	风险	小计	
奖金(欧元)	22 500	22 500	45 000	15 000	15 000	30 000	30 000	30 000	22 500	22 500	45 000	150 000
大科室1	22 500	7 039	29 539	0	281	281	0	0	4 500	11 250	15 750	45 570
大科室2	0	13 184	13 184	14 556	79	14 635	0	0	0	0	0	27 819
大科室3	0	0	0	0	329	329	0	0	4 500	5 625	10 125	10 454
大科室4	0	1 702	1 702	0	198	198	0	0	4 500	0	4 500	6 400
大科室5	0	0	0	0	12 367	12 367	0	0	4 500	5 625	10 125	22 492
大科室6	0	575	575	444	1 746	2 190	0	0	4 500	0	4 500	7 265
合计(欧元)	22 500	22 500	45 000	15 000	15 000	30 000	0	0	22 500	22 500	45 000	120 000
未分配奖金余额(欧元)												30 000

(b)

绩效评估结果 (30%)	2010年 (欧元)	2011年 (欧元)	改进 (欧元)		科室绩效 (欧元)	改进绩效 (欧元)	总绩效 (欧元)
大科室1	−684 583	44 417	729 000	(106.49%)	22 500	7 039	29 539
大科室2	−2 323 961	−958 596	1 365 365	(58.75%)		13 184	13 184
大科室3	−794 775	−2 052 634	−1 257 859	(−158.27%)			0
大科室4	−1 297 605	−1 121 309	176 296	(13.59%)		1 702	1 702
大科室5	−1 321 035	−1 394 163	−73 127	(−5.54%)			0
大科室6	−77 206	−17 631	59 575	(77.16%)		575	575
总计	−6 499 164	−5 499 916	999 248		22 500	22 500	45 000

(c)

价值创造活动(20%)	2010年 (欧元)		2011年 (欧元)		改进 (欧元)		改进绩效1 (欧元)	改进绩效2 (欧元)	总改进绩效 (欧元)
	活动1	活动2	活动1	活动2	活动1	活动2			
大科室1	18 147	987	17 834	1 058	−313	71		281	281
大科室2	7 047	2 281	7 473	2 301	426	20	14 556	79	14 635
大科室3	6 225	1 657	6 172	1 740	−53	83		329	329
大科室4	6 901	1 135	6 556	1 185	−345	50		198	198
大科室5	432	9 724	346	12 845	−86	3 121		12 367	12 367
大科室6	5 255	8 226	5 268	8 667	13	441	444	1 746	2 190
总计	44 007	/	43 649		−358	/	15 000	15 000	30 000

特护病房 （20%）	2010 年 （欧元）	2011 年 （欧元）	改进 （欧元）	改进绩效 （欧元）	总绩效 （欧元）
大科室 1	275 746	264 739	−11 007（−3.99%）		0
大科室 2	98 225	79 457	−18 768（−19.11%）		0
大科室 3	88 914	79 560	−9 354（−10.52%）		0
大科室 4	138 915	131 197	−7 718（−5.56%）		0
大科室 5			0		
大科室 6	235 645	216 352	−19 292（−8.19%）		0
总计	837 444	771 305	−66 139	0	0

质量与风险 控制（30%）	医疗服务 质量评估	风险分析	服务质量 改进（欧元）	风险 （欧元）	总绩效 （欧元）
大科室 1	1	2	4 500	11 250	15 750
大科室 2					0
大科室 3	1	1	4 500	5 625	10 125
大科室 4	1		4 500		4 500
大科室 5	1	1	4 500	5 625	10 125
大科室 6	1		4 500		4 500
总计	5	4	22 500	22 500	45 000

9.3.6　国家对医院大科室的整体绩效评估

2013 年,国家卫生部要求各地方卫生局对每家医院大科室的活动、支出及整体绩效进行评估,将评估的结果在机构之间进行对比,汇总后提交国家医院协会。此次评估提出了 7 项调查结果,制定了 19 项提案,获得了较高评价。

1. 提出的调查结果

提出的 7 项调查结果如下:

（1）调查结果 1：大多数公共卫生机构已经全面推行大科室管理制度。

（2）调查结果 2：大科室与医院进行签约,但其内容各不相同,特别是管理和利润分享的部分。

（3）调查结果 3：管理团队已经适应大科室管理的组织形式,但不同医院用来监控其管理质量的方法可以不同。

（4）调查结果 4：在大科室管理中,医院院长和医疗委员会主席的角色应该加强,尤其是在合约制定、签署以及管理方面。

（5）调查结果 5：大科室内部沟通的方法通常不是很令人满意,科室管理人员和所有员工之间的联系和沟通不足。

（6）调查结果6：院长、医疗委员会主席和机构的联合行动需要通过合同化促进机构整体战略的一致性和持续性。

（7）调查结果7：应该改进和推广大科室主任的培训。

2. 制定的提案

制定的19项提案如下：

（1）提案1：重申大科室的原则，并加强它们的组织自由。

（2）提案2：鼓励机构制定大科室的组织章程。

（3）提案3：强化地区大学医院和医院大科室之间的契约关系。

（4）提案4：重申大科室的服务地位。

（5）提案5：加强大科室组织与医院以及地方政府组织之间的一致性，优化患者就医环境。

（6）提案6：使大科室组织适应机构的规模和特殊性。

（7）提案7：系统化推广大科室项目，并定期评估管理团队的绩效和更新集群合同。

（8）提案8：加强科室之间双向转诊活动。

（9）提案9：加强大科室主任与医院领导直接对话的权利。

（10）提案10：促进大科室内部的参与式管理。

（11）提案11：在高级卫生部门标准和认证手册的内容中，需要直接涉及对科室内的管理和交流。

（12）提案12：考虑大科室负责人在其工作中的付出，将他们投入的时间作为补偿机制。

（13）提案13：重申大科室主任在停止科室管理之后4年竞业合同的作用。

（14）提案14：让医学委员会主席参与大科室主任的任命。

（15）提案15：促进机构、大科室主任与医院管理联系的一致性。

（16）提案16：更新针对科室领导培训计划的内容。

（17）提案17：针对大科室职能的培训计划必须符合从业者年度专业持续发展目标。

（18）提案18：在健康领域内加强专业持续发展计划（DPC）。

（19）提案19：对大科室负责人和管理层进行培训。

9.4 大科室管理对未来医院管理体系的影响

9.4.1 对医院管理的影响

大科室管理对未来医院管理的影响如下。

（1）医院大科室的创建基于不改变原有组织管理模式，由大科室管理者共同参与对医院管理的决策制定。

（2）大科室的建立需要意识到机构的战略愿景及其在管理方面的优势和劣势。

（3）大科室的成立应该作为医院管理长期项目的一部分，以促成协同效应，尤其是在与地方政府合作方面。

（4）所有活动的财务平衡是判断大科室管理的首要标准之一。

（5）大科室的建立会涉及医院投资模式的更新组合。

（6）必须根据服务和财务要求的限制，调整与选择技术和组织构成。

（7）在项目模式管理中进行总协调必不可少。

（8）从战略到业务发展的目标管理必须保证对要达成的目标进行沟通，确定各项目经理的职责和角色。

（9）通过同质集中进行合理化管理，其目标是明确活动、目标和资源可及。

（10）重视自我评价，特别是科室管理人员。大科室的成立会对医务人员协会等服务系统重新定义，是人力资源管理的组成部分。

表 9-6 是对大科室主任工作能力评估的举例。

表 9-6　大科室主任工作能力评估

编号	大科室主任工作能力评估			
1	① 健康战略的理解	② 医院发展项目的思考	/	/
2	① 医疗预算管理	② 绩效优化方案	/	/
3	① 对整个项目运营的综合表现	② 持续改进	/	/
4	① 系统质量管理	② 风险管理	/	/
5	① 人力资源管理	② 制定资源/活动计划	/	/
6	① 周边资源管理	② 变革管理	③ 领导力	④ 领导方法
7	① 理性沟通	② 管理活动促进	③ 谈判技巧	/

9.4.2　对医院建设或现代化管理的影响

大科室管理包含多个医疗服务领域的项目管理模式，如患者管理、护理方式、科室之间资源共享管理、科室空间结构的布局和重建、信息系统等，这些项目组建立了大科室和医院之间的相互联系。

每个大科室需要制定自己的项目管理方案，并交给医院院长和医疗委员会主席进行审核。提案一旦通过，就必须被所有参与者（包括直接相关的科室及相邻业务单元）所接受并执行。要做到这一点，医院的管理必须在整个计划过程中维持与科室主任之间有质量的、持久的交流。不同医院对于大科室的组建模式显然是不同的，可以选择下列 4 种组建模式，不同模式也可以组合使用。

1. 以学科为基础的组建模式

以学科为基础的组建模式是被采用次数最多的模式，其优点是不产生大规模重组。产科、妇科常常会选择这种模式。学科之间可以共同使用一个技术平台和设备,对于手术管理也很有利。

2. 以人群类型为基础的组建模式

以人群类型为基础的组建模式可促进互补学科之间的联系,并为技术和人力资源的强大互动开辟了道路。精神病学或老年病学最适合使用这种模式。

3. 按器官或专业为基础的组建模式

按器官或专业为基础的组建模式是为了使学科更加接近,如胃肠外科、肝脏外科、消化内科共同组建为消化系统大科室。

4. 按护理模式为基础的组建模式

为了将医院服务尽量转向以门诊治疗为主,医院可能会增加日间床位的使用,以及调整门诊就诊时间或开放 24 小时护理床位等。这使得护理模式也必须根据医院的转型战略进行更改。这种大科室的组建模式是前瞻性的,因为它在增加医院服务活动的情况下,降低了诊断和护理活动的成本。

无论采用哪种大科室组建模式,科室合作都需要考虑协作中的重合,并事先在合作协议中达成共识。同时,科室合作也会促进与外部合作伙伴(城市医学其他卫生机构、外部护理网络)的发展。

9.4.3 新型医院的组织与构建

大科室的建立最终影响医院对专业人员的吸引力,尤其是医生、各部门负责人和高级卫生主管共同组成大科室的"三角"管理团队。该团队之间可以形成有效的沟通,以加强对专业人员的承诺并促使其留任。表 9-7 给出对新型医院的组织与构建。

表 9-7　新型医院的组织与构建

新型组织形式	医疗建筑
新的管理模式	传统模式的终结
注重医院内部服务	技术创新:①住院;②门诊;③重症监护
整合稀缺以及重要资源	将技术设备资源集中化运营和管理
更加注重效率	诊疗路径管理:①病人;②员工;③物品;④访客;⑤后勤
更加放松、人性化的工作环境	工作空间标准化:①住院;②门诊
为非医务人员设立专门的信息资源中心	①重症监护;②手术室
设立中长期战略目标:开展创新活动,增加新的服务内容	①内部创新计划;②外部创新计划

早在 2009 年就有法令规定:医院间联合体可以伙伴关系实现医院重组,如共享医疗项目、部署地区医院组等举措,开辟了大科室管理的新篇章,对区域卫生规划所倡导的变革思路以及对公立医院集团化管理的方法寄予厚望。

10 老年服务

雷 萍

10.1 法国居家养老政策及服务方案

10.1.1 法国人口老龄化现状

法国是世界上最早进入老龄化社会的国家之一,也是人口老龄化程度相当高的国家之一。根据法国国家统计局(INSEE)的统计,2016 年法国男性的平均寿命为 79.3 岁,女性为 85.4 岁;在 1994 年,法国男性和女性的平均寿命分别为 73.6 岁和 81.3 岁。按照目前的人口增长趋势预测,到 2050 年 1 月 1 日,法国的人口总数将增长至 7 000 万,其中 80% 的人将超过 45 岁,老年人口比例更将持续上升。预计到 2050 年,每 3 个法国人中有 1 个人的年龄在 60 岁以上,老年人总数会达到 2 230 万。

10.1.2 人口老龄化对法国经济社会的影响

人口老龄化,将不可避免地对社会带来影响,这些影响可能涉及有些令人意想不到的领域,如经济、食品、交通等。伴随人口老龄化,老龄工人的比例也将大大增加,这也意味着有些工作行业的调整需要纳入思考。例如,促进产业的机器人化或机械自动化,从而提高员工的工作效率。另外,我们将看到养老服务业的发展,如家庭护理、日常生活照料、使用便捷的新技术产品等。

随着人口的老龄化,对日常生活依赖照顾的老年人照护成为需要由政府和社会共同解决的重要问题。作为市场经济高度发达和社会福利系统完善的发达国家,法国无论在老年人用品、老年病医疗、为老服务、居家养老自理能力维护、失能老人照顾、老年住宅,以及具有医疗功能的养老院建设等方面都已打下一定的基础。但是,面临人口老龄化加速的新局面,原有的产业结构、产品和服务组成等已经无法满足经济发展和老年消费者需求。随着高科技(特别是信息技术)的发展,许多过去无法实现或因造价昂贵而难以普及的技术措施和产品,已经具备进入普通家庭的可能(如求助热线、远程救助、移动医疗等)。同时,法国经济复苏也急需通过刺激新的内需而增加活力。

10.2 法国人口老龄化应对政策

法国政府的老龄化应对政策的重点之一,就是帮助老年人在家里安度晚年并实现居家生活自理。法国政府专门设立了老年生活自理个人津贴（APA），用于老年人维持居家生活或入住养老院所需的部分开支。老年生活自理个人津贴由里约纳尔·若斯潘任总理的法国社会党政府设立，于2002年1月1日开始生效。

老龄化应对政策的重点之二就是大力完善居家养老配套服务政策。例如，针对居家养老的住房适应性改造、能效调整；提高居住安全，尤其是在防止跌倒方面；帮助改善居住环境以提高生活质量；实施共享公寓计划；为老年人配备适当的医疗设备及监护系统（如电话援助），以保证独居老人的安全；家政协助（外出购物或家政服务、送餐、远程服务系统等）；家庭护理服务；建设老年人日间护理接待中心；外出交通提供更具适应性的公共交通、"最后一公里"解决方案等；特殊人群的居家养老支持方案（如阿尔茨海默病患者的居家照顾和护理等）。

1. 老年生活自理个人津贴

法国政府设立老年生活自理个人津贴，用于老年人维持居家生活或入住养老院所需的部分开支。

据法国全国自治团结基金2015年公布的数据，法国每年用于居民生活自理的补助开支约230亿欧元，其中一半（115亿欧元）用于老年生活自理个人津贴的开支，另一半用于残疾人生活自理开支。

2. 资金来源

用于老年生活自理个人津贴的资金中，有35％来自全国自治团结基金的自有资金，有26％来自中央政府、21％来自地方政府，还有17％是社会医疗保险。全国自治团结基金的自有资金来源于普通社会保险税（CSG），每年按照一定比例从中提取作为生活自理团结税（CSA），提取比例在2013年前为0.1％，在2013年为0.064％，在2014年为0.058％。此外，自2013年起又设立了一项生活自理团结金补充税（CASA）。根据法律规定，这项能够让全体老年人受益的社会救济措施由法国的省一级地方政府负责管理。

3. 享受条件

享受老年生活自理个人津贴需要满足3个条件：①年龄条件，享受者年龄超过60岁；②日常生活依赖，享受者必须在《老年自主性丧失评估表》的6个等级中被评为GIR1～GIR4级；③住所条件，享受者必须住在自己家中或直系亲属家中、寄宿家庭、接待能力低于25人的老年公寓、生活自理老年公寓；④享受者必须长期居住在法国境内。

4. 申请程序

具体的申请程序如下：申请人先在住所所属的市政府、省议会或与老年人事务相关的当地资讯点领取一份申请表，填写并附交相关材料。由一个社会医疗小组作出评估。这个社会医疗小组至少由一名医生和一名社会工作者组成，它将对申请人的生活自理能力丧失程度以及近亲照顾者对暂息服务的需求作出评估。

5. 可享受的服务内容

经评估后申请人的生活依赖程度如果被列为《老年自主性丧失评估表》的 GIR1~GIR4 级,社会医疗小组将向申请人推荐一项援助计划,包括详尽的需求清单以及维持居家生活所需的全部开支。援助计划包括:①一名居家助理或者一名家庭接待人的报酬;②交通或送餐补贴;③技术援助和住宅适应性改造措施;④采用一项或数项暂息服务,如临时寄住养老院或接待家庭、居家接替站等。

6. 补贴金额

申请人可在 10 天内接受援助计划或者要求修改。接受援助计划后,最后由省地方议会行政机构作出老年生活自理个人津贴发放决定。具体金额的计算原则:援助计划所需金额减除部分自行负担的费用,每月的最高津贴额不能超过预设的上限。2016 年每个月的上限金额分别是:①GIR1 级依赖:171 479 欧元;②GIR2 级依赖:137 691 欧元;③GIR3 级依赖:99 487 欧元;④GIR4 级依赖:66 361 欧元。

老年生活自理个人津贴也可以发给住在社会医疗性老年公寓中的老年人,用于支付其居住公寓规定费用中的部分开支。

7. 等级评估

老年自主性丧失评估的等级评定非常重要,因为它的评级结果将决定申请者是否有资格享受老年生活自理个人津贴,同时也可确定所需要的援助等级。

《老年自主性丧失评估表》共分 6 级,每一级都与完成日常生活最主要的活动所需的援助等级相对应。目前只有 GIR1~GIR4 可以享受老年生活自理个人津贴。

《老年自主性丧失评估表》包含生理和心理活动维度(即所谓的"判别式")、家庭和社会活动维度(即所谓的"说明式")。

(1) 生理和心理活动维度的 10 个条目包括:①协调一致性;②方向感;③如厕;④更衣;⑤进食;⑥大小便;⑦变换体位移动身体;⑧室内活动;⑨室外活动;⑩法律意识。

(2) 社会和家庭活动维度的 7 个条目包括:①自我管理;②做饭;③清洁打扫;④乘坐交通工具;⑤购物;⑥治疗后复诊;⑦休闲活动。

在使用该工具对老年人进行等级评估时,都需要对以上每项指标进行评估。表 10-1 说明了 GIR1~GIR6 级所对应的日常生活依赖程度。

表 10-1 《老年自主性丧失评估表》的等级评估

GIR 等级	日常生活依赖程度
GIR1 级	① 只能卧床或坐在扶手椅中 ② 脑功能严重损坏,必须有人持续照顾 ③ 处于临终阶段的老人
GIR2 级	① 只能卧床或坐在扶手椅中 ② 脑功能并未完全损坏,大多数日常生活活动需要予以照顾 ③ 大脑功能损坏但尚能行动,必须经常性监护

GIR 等级	日常生活依赖程度
GIR3 级	保持脑力活动自主性,行动部分自主,但需要每日数次有人帮助进行基础护理
GIR4 级	① 不能单独行动,一旦起床后可以在住房内走动,需要有人帮助进行盥洗和穿衣 ② 行动不受限,但需要有人帮助进行基础护理和进餐
GIR5 级	只需要临时性帮助进行盥洗、准备用餐和家务
GIR6 级	能自主完成日常生活的主要动作

注:被评定为 GIR5 或 GIR6 级的老年人可以申请一个家务助理,或向退休金管理署申请补助。

10.3 法国居家养老政策的执行情况

2014 年,全法共有 124.9 万人享受老年生活自理个人津贴,比 2013 年增加了 1%。该津贴享受者有 51.1 万人住在老年公寓,其中 60% 的人为 GIR1 或 GIR2 级依赖。另外,有 73.8 万享受者依然居家生活,其中 59% 为轻度失能老人(被列为 GIR4 级)。截至 2014 年 1 月 1 日,法国的老年人接纳机构情况如下:①非失能老人接纳机构型的养老院 450 家,固定床位 15 829 个;②生活自理老年公寓 2 337 家,住房数量 111 370 套;③失能老人接纳机构 7 258 家,固定床位 557 648 个;④长期治疗护理单位 596 家,床位 31 821 个;⑤老年人临时接纳床位 11 363 个,其中老年痴呆症计划专用床位 9 058 个;⑥老年人日托床位 12 986 个,其中老年痴呆症计划专用床位 10 532 个;⑦老年人居家护士护理服务处 2 113 个,床位 117 093 个。

表 10 - 2 给出 2013 年法国的老年生活自理个人津贴享受者情况。

表 10 - 2 2013 年法国的居家养老和机构养老

依赖级别	GIR1	GIR2	GIR3	GIR4	小计(人)
居家养老(人)	17 045	119 184	156 723	417 628	710 580
机构养老(人)	94 038	205 026	87 782	113 665	500 512
合计(人)	111 083	324 210	244 505	531 293	1 211 092

10.4 法国居家养老政策的改革方向

据有关部门预测,至 2050 年,法国有 1/3 人口的年龄将超过 60 岁。为了提前为后代着想、提前应对人口老龄化带来的各种挑战,法国议会于 2015 年 12 月 28 日通过了一部关于人口结构、特征、转变及使社会适应老龄化的法律,并于 2016 年 1 月 1 日正式生效。该法对老年生活自理个人津贴进行改革,其目的是方便更多的老年人在自愿和能力允许的情况下能够在自己熟悉与习惯的环境中安度晚年。

老年生活自理个人津贴改革的3个重点是：①更好地考虑津贴享受者的需要与期待；②首次承认"近亲照顾者"和"家庭照顾者"的角色和作用，并对他们提供支持；③优化管理。

这部最新的关于应对社会老龄化的法律还包括以下9项具体措施。

（1）为各省新增的老年事务开支提供补偿。

（2）提高居家老年生活自理个人津贴。

（3）承认"近亲照顾者"和"家庭照顾者"的角色和作用，创设暂息权（每人每年最多500欧元）。

（4）扶持居家助理与护理行业。

（5）加强预防与改善丧失自理能力人士的个人权利。

（6）加强丧失生活自理能力老年人收容机构服务价格的透明化与资讯发布。

（7）为与老人没有亲属关系的照顾者设立近亲照顾者假期。

（8）发展适宜或集中住宅供应。

（9）对被称作"生活自理老年公寓"的住宅进行现代化改造。

10.5 法国对居家养老的配套服务政策与实施措施

10.5.1 完善居家养老配套服务政策

目前，法国在居家养老方面可以为老年人提供的服务主要有以下8个方面。

（1）改善居住环境，提高居住安全保护，尤其是在防止跌倒方面。

（2）帮助改善居住环境以提高生活质量。

（3）共享公寓计划。

（4）为老年人配备适当的医疗设备及监护系统（如电话援助），以保证独居老年人的安全。

（5）家政协助服务。

（6）居家护理服务（居家疗养、家庭住院等）。

（7）设立日托中心。

（8）外出交通便捷措施。

另外，针对有特殊情况的老年人提供相应的服务方案，如对阿尔茨海默病患者的居家照护。

10.5.2 房屋改造

老年人的年龄越大，生活在家中的时间可能更长。老化的房屋会增加生活的不便。发展智能化住宅和住宅自动化，实现家居适应性改造，以便帮助老年人改善他们的住宿条件，使其更安全，也更适宜居住。

10.5.3 智能化住宅

通过不同的干预措施，让已经老化的房屋也能保证其安全、适宜老年人居住。例如，安装自动卷帘,安装适宜照明系统以避免跌倒的风险,安装如壁挂淋浴座椅、老年人淋浴系统等设备,厕所增高,使用防滑垫、防滑地板等。

10.5.4　更换居所

随着年龄的增长,老年人可能不再想或者不能继续住在现在的家中。在一定的情况下,政府会考虑选择合适的新房让老年人继续生活。国家对老年人改善居所可以提供社会住房、与亲属同住、分享住房、合租住宿的选择。

1. 社会住房

如果更换居所的目的是想改善居家环境,申请社会住房可以成为一种解决方案。老年人以适度的成本可以获得有健康设施的住房。如果老年人已经是社会住房的租户,还可以申请另外的社会住房,这被称为居所更换。老年人还可以根据自己的需求,要求社会住房部门保留自己当前家庭的布局。

2. 与亲属同住

独居老人可能会选择与亲属同住,以得到更多的帮助。

3. 分享住房

分享住房是老年人通过代际同居和老年人共同发展的做法。目的是分享家庭优势:尽量增加老年人留在自己家中的机会,得到放心的照护,节省共享成本。

分享老年人的住所是代际同居的一部分,在政府的推动下存在不同形式。目的是将独居的老年人和寻求住宿的年轻人聚集在一起:老年人为青少年提供一个房间居住,青少年只需支付很少的租金,但是需要为老年人提供生活照护和陪伴。这种方式尤其适用于收入大幅度下降(由于退休、配偶死亡等)、可能会由于负担过重而继续居住在家里或公寓的老年人。

4. 合租住宿

托管是最重要的经济因素解决方案,主要是托管可以分摊成本,也是一种避免老年人独居、为其增添生活乐趣的形式。两个或更多的老年人合租公寓或房屋,并分担租金。除了房屋租金,合租老年人还可以分担居家照护的费用。目前老年人合租住房的数量有所增加。

10.5.5　为老年人配备合适的辅助生活设施和设备

尽管存在技术和使用的各种困难,但在法国市场确实广泛存在各种辅助生活设施和设备,以方便老年人继续居住在家中。合适的辅助生活设施和设备也在很大程度上避免了家庭室内活动意外事故的发生。

各种辅助生活设施和设备主要可以从以下 4 个方面来弥补老年人生活方面的障碍、提高日常生活质量:①交通出行;②远程监护通信;③厕所的配套设施;④家庭设备远程控制(如灯、电动百叶窗等)。

在日常生活中,许多基本辅助设备(如眼镜或手杖)已经十分普遍。存在特殊生活障碍的老年人还会使用一些其他设备,如复杂的电动滑板车或盲文记事本等。不同类型的可穿戴设备能够提供不同的信息技术援助。例如:①轮椅、滑板、手杖等旅行用具;②电梯或扶手等援助出行;③助听器;④防止吸入清洁剂等。

10.5.6 家庭自动化普及方案

目前法国已经全面推行家庭自动管理辅助系统。例如,装有检测器的夜间走廊自动照明系统,能够有效避免老年人在夜间跌倒;对于手动操作有困难的人员,可以使用自动打开和关闭百叶窗。另外,使用信息和通信援助技术能够弥补身体残疾带来的影响,促进老年人的生活自理。例如,定位系统旨在确保阿尔茨海默症患者的运动安全。再如,老年人佩戴安装有定位系统的智能手环,走失时可以定位;手环的援助模式包含主动呼叫,在危急情况下老人可以按下手环或通话系统的红色按钮,直接连线援助中心;一旦老人摔倒,智能手环将自动向援助中心发出求救信号。在紧急援助的状况下,每个呼叫均会由援助中心专员及时妥善处理,根据老人的具体情况,或联系家人、亲友,或直接呼叫救护车。此外,智能手环还配备触摸屏或智能手机应用程序,以保持佩戴者注意力或信息记录。

10.6 家庭护理

1. 家庭护理服务中心

家庭护理服务中心(NSIAD)由医疗保险局设立,通过医疗处方为老年人和残障人士提供居家护理和保健服务,帮助老年人实现生活自理。

2. 多功能护理和家庭护理服务

多功能护理和家庭护理服务(SPASAD)是提供居家护理和家政服务的综合性服务机构。

3. 自由执业护士

为了从家庭护理中受益,老年人也可以聘请自由执业护士为其提供专业服务,包括为老年人提供家庭护理。

4. 护理保健中心

护理保健中心有具备处方药给药资格或在医院工作的护士。护士可以在家里或在疗养院提供护理服务。护理保健中心被视为家庭外展设施。

5. 家庭病床

家庭病床是一种居家住院治疗方式,可在家里为老年人提供某些医疗技术服务,对其进行密集或复杂的护理,从而保证老年人在熟悉的环境中得到连续性(每周 7 天,每天 24 小时)和一致性的照护。接受家庭病床服务的老年人需要得到主治医师同意,并遵循医疗处方以确保整个住院期间的医疗服务质量。家庭病床的医疗支出由健康保险承保。

6. 居家姑息治疗

姑息治疗是由机构或家庭护理中的跨学科团队提供的治疗和护理,旨在减轻患者躯体和心理痛苦,维护患者尊严,支持家属和(或)照顾者。想要留在家里安息的老年人可以从居家姑息治疗中受益。

10.7　家政服务

家政服务可以帮助老年人完成力所不能及的家务,如穿衣、购物、准备饭菜。家政服务可以得到家庭帮助服务基金的支持。

1. 移动餐车

随着年龄的增长,老年人食欲减退,做饭也成了难事。移动餐车能够让老年人在家里享用便餐,无需购物或做饭,便能吃到营养均衡的膳食。营养均衡的饮食对于预防营养不良和跌倒、降低疾病风险至关重要,也能够保持老年人的精气神。

2. 远程监护

远程监护有助于确保独居的老年人在出现问题(如跌倒、不适)时,随时通过按下智能手环或通话系统的红色按钮及时与服务平台电话联系。该平台会根据情况的紧迫性联系亲人或启动救助。

3. 夜间解决方案

针对夜间老年人在家里需要帮忙的情况,提供可行的解决方案:使用夜间看护人员,尤其是针对重症老人;使用家庭帮助服务或疗养院服务,在晚间定时提供短时间照护。

10.8　日间托护中心

日间护理为老年人提供个性化的支持,也是最受欢迎的一种服务。其目标是让失去自主活动能力的老年人尽可能长时间地生活在正常的环境中。住在家里的老年人每星期可以有一天寄托在日间托护中心。由于经过适应性的活动,经常性的日间护理可以保留老年人的自主活动能力。这些家庭外的活动时间也有助于缓解老年人的社会孤立,同时也让家属为自己的工作和生活腾出时间。

日间托护中心主要接受居家养老服务机构或者由养老院转送的老年人。日间托护中心完全致力于提供日间照护服务,除了主要的日常活动之外,还在专门的空间开发特殊服务内容,实施各种活动以促进躯体、感觉和认知功能,以及提供营养支持和促进健康。在日间托护当天,由不同专业的团队流动看护老年人当天的情况。

10.9　长期慢性病和残障老年人居家养老

随着年龄的增长或疾病（如帕金森病、脑卒中、进化神经疾病、风湿病、癌症等）的进展，可能会导致老年人功能障碍，使其日常生活遇到困难。对此，可以通过配备不同的辅助设备，让老年人即便有各种功能性障碍仍能继续部分生活自理。

1. 伴有视力障碍老年人的居家养老

随年龄增长而发生的年龄相关性黄斑变性（AMD）可能导致视力障碍，导致老年人在日常生活中遇到特定的困难。视力非常差或视力丧失，同样也需要居家养老的解决方案。

2. 伴有听力障碍老年人的居家养老

随着年龄增长出现的听力下降会导致沟通问题，这对老年人的生活造成重大影响，如日常活动不便、对他人产生误会、自主能力丧失、学习能力退化等。通过不同的解决方案，有听力障碍的老年人也可以继续生活在家里，并和周围的人一起快乐享受生活。

3. 伴有阿尔茨海默病老年人的居家养老

为了使阿尔茨海默病患者继续在家中生活，并提高患者亲属的生活质量，可以使用家庭帮助服务或家庭日等服务。其他解决方案还包括专门的阿尔茨海默病团队或便携式定位设备，可以对老年人进行跟踪定位、保护安全。

10.10　老年人出行

1. 交通解决方案

市政府和相关部门为在住所邻近遇到困难的老年人提供合适的交通解决方案，也为丧失生活自理能力的老年人提供交通服务。

2. 便利卡

欧洲停车卡、残疾人卡和残疾人优先卡是3种方便持卡人出行的卡片。自2017年1月1日起，上述3种卡逐渐被包容性行动卡（MIC）取代。

3. 驾驶

对于老年人而言，驾驶汽车是继续保持生活自理的一种手段。随着年龄的增长，老年人的躯体和认知能力逐渐下降，开车可能变得困难甚至危险。改变交通习惯或选择专门针对老年人驾驶的车辆，使得老年人能够避免过早中断驾驶。

法国医院筹资与绩效评估

Claude Lavigne

11.1　法国医院筹资历史

医院的筹资是一项国家事务,深深植根于法国历史。

1549 年,奥尔良市议会对医院的要求是向朝圣者和土著人开放。另一方面,它赋予医院资产不可分割的原则,保证部分自筹资金。在宗教领域,由于护理人员的奉献和遗产的关系,一直以较低的成本管理医院。皇室享有对医院管理的控制权。自 1543 年以来,皇家军官一直在履行这项职能。

从 18 世纪开始,教会与国家之间的权力斗争使医院获益。州政府认为医院会不断增加政府财政支出。而教会坚持医院必须承担更大的责任。在法国的第五个天主教结束时,医院仍然免税。

1794 年的法国革命使医院转为国有。面对医院费用的持续增高,从 1796 年起恢复到由市政当局进行医院管理。从那时起,出于组织管理和运营资金的压力,中央行政部门开始不断对医院的管理进行改革。20 世纪初,法国出现了医院保险融资。1928 年 4 月 5 日的法令为工薪和工商的所有员工制定了强制性社会保险。因此,医院从社会保险基金中获得的资源逐渐多于从市政府获得的资源。

尽管有了新的资源,但在医院费用大幅增加之前,国家仍然决定依照 1939 年 7 月 28 日的法令再次向市长提出医院改革的方向:1941 年 12 月 21 日的法令规定将公立医院服务向付费患者开放。由于医院按日付费的做法日益普遍和不断扩展,医院收入越来越与其医疗活动挂钩,从而使收入变化,并且很快超过其他收入,如捐赠、遗产、补贴、资产管理。在 1945 年 10 月 4 日的社会保障法令创立之际,公立医院服务向付费患者开放这一措施得到延伸,使得医疗服务扩展到所有社会阶层。

多年来,根据 1970 年 7 月 31 日颁布的医院改革法案,患者对医疗服务的需求使得医院的相关服务日益规范。该法案引入了医院发展计划,并加强了对医疗机构的监督。

1973 年第一次石油危机后,法国受经济危机所困,上述规定无力保护医院免受国家经济危机的影响。然而,危机并未真正减缓医院支出的增长,它更明确地强调后者在卫生支出发展中的重要性和影响力。

国家的响应策略是两个杠杆的组合:1977 年停止病床扩建;1978 年 1 月 4 日颁布法律

制定两个新的定价公式,来代替按日计价机制进行融资。①实行费用的总量控制制度:根据上一年度预算计算本年度的整体经营预算,并根据消费趋势逐年调整费率;②将常规医疗和昂贵的医疗支出分开,实行溢价管理制度。

1983年1月19日通过第83-25号法令,对医院实施总额预算制,建立日常统一费率制。将患者每日住宿的费用进行统一标准收费的管理办法,此方法一直沿用至今。这项改革于1985年正式生效,直到1990年医院支出的增长放缓。此法令使得医院之间的不平等竞争加剧,使得部分医院由于经济原因导致运行效率降低。此外,政府将采用日间服务包费率制的私营非营利性医院也实施总额预算制进行管理,这进一步加重了医疗资源供给体系的不平等现象。

随后,在医疗服务收费方面,国家卫生部在每家医院都设立医院活动量测量网站,通过测量与疾病相关组定义的医疗活动量来定义医疗服务费率。此活动量由一套在法国本土实行的医疗活动当量评价系统进行测量,此测量系统由政府于1982年开发,其原理是将所治疗的疾病按国际疾病分类系统确定工作量及支付费用的标准。通过按病种和病情包干式的付费方法,也就迫使医疗服务提供者特别重视成本控制和疗效。

1996年,国家改革了社会保障体系,从而形成了新的社会保障法案。新法案所规定的社会福利形式,仍是目前法国社会使用的主流社会福利政策保障体系。在新法案颁布后,政府随后为每个地区医院进行有限制性的人员配置,并为每家私立非营利医疗机构确定量化的、区域性的、可控制的财务支出目标。

2002年11月20日实施的2007年政府医院计划,为医院的筹资提供了新的解决方案,即由新建立的基于医疗服务活动的薪酬体系取代了原有的"总量控制"薪酬体系。公共部门和地区卫生局根据区域划拨住院项目的支出金额。此外,国家通过多年筹资计划向医院项目投入数十亿欧元的资金。

自2004年以来,法国医院实施了适用于所有公立和私立医疗机构的新资源分配制度:基于医疗服务活动的薪酬体系,以医疗活动(医疗产品)的性质和数量来确定医院的资源。基于活动的定价薪酬体系实施的是一种与普通利益医疗任务(研究与教学)不同的综合资助方法。前者是从业务中获得资金,而后者是从特殊拨款中获得资金。基于活动的定价薪酬体系仅涉及短期住院医疗活动(内科、外科和产科)服务,而后继服务(包括康复、精神病学和长期护理业务)则从其他渠道获取资金。通过引进更多的医疗资金,基于活动的定价薪酬体系对相关业务单位负责,并且制定内部管理工具。其目的是协调资助模式,以及在各医疗领域和医院之间公平分配资源。目前,基于活动的定价薪酬体系将被逐步应用到其他医疗领域。

2007年的医院计划对医院管理的影响除了创建基于活动的定价薪酬体系制度之外,还将实现医院管理的现代化设为目标:提高医院的自主性,在业务范围内对医院部门进行重组。

总体来讲,医院的发展越来越受限于经济条件的影响。法国政府对医院的财务状况越来越关注。议会投票通过的社会保障融资法案,每年都需要重新设置医院的总额预算。与此同时,国家审计法院总是在强化医院的运行效率。事实上,这也是卫生系统的现状:法国医院总支出高达 90.8 亿欧元,其比重占国内生产总值的 4.2%;2015 年医院支出仍占卫生总费用的 40%,这是经合组织国家中最高的。根据这种情况,预测 2030 年或 2060 年卫生支出的增长十分令人担忧。因此,医院筹资仍然是法国政府目前正在考虑进一步改革的主要关注点,几乎在动用所有杠杆来改善医院筹资体系。

2018 年 3 月,卫生部提出新的医疗体系战略转型计划,在确保医疗质量的前提下,医院的筹资以及薪酬模式是首要调整方向。目前医院筹资和薪酬分配改革所面临的挑战不是消除活动定价,而是重新平衡活动定价,以纳入更多的集体目标,更好地反映人口的健康状况,以及更好地考虑预防和医疗质量。

首先,这一改变将在实验环境中实施。社会保障融资法(2018 年第 51 号文件)规定:对服务质量或慢性疾病护理的新途径进行报酬支付模式的试验,首次试点工作于 2018 年开始。与此同时,有必要对护理定价进行深入改革,无论在医疗服务的哪个阶段(医院、家庭医师、门诊以及社会康复机构)。

2019 年年底,法国将会在卫生系统引入新的融资模式,该模式更注重患者的需求和自身状况:通过医疗机构建立卫生、预防、对慢性病的治疗过程以及医护服务质量的提升,对医疗机构执行拨款。

11.2 法国医院筹资的决定因素

医院筹资取决于国家医疗保险支出目标的设置,也取决于其管理水平。

11.2.1 法国的卫生支出

根据法国国家卫生统计局 2014 年公布的数据显示:2013 年,法国医疗费用达 2 420 亿欧元。医疗总消费量为每人每年 2 896.50 欧元,合计为 1 902.5 亿欧元。卫生支出比占国内生产总值的 11.6%,在全球排名第三(低于美国,略高于德国)。

11.2.2 医疗保险

法国医院的资金主要来自医疗保险。医疗保险是社会保障的一个分支,涵盖疾病、残疾、老年、死亡和生育的风险保障。法国议会每年都会投票支持社会保障融资法,用于:①批准医疗和社会保障政策的方向,以及确定其财务平衡的常规目标;②按类别设定所有基本计划的收入目标;③按部门设定基本计划的支出目标;④制定国家医疗保险支出目标。

医院的支出主要用于以下 4 个方面:①67% 用于员工成本;②15% 购买药品和医疗器械;③9% 用于其他购买;④9% 为折旧和财务费用(如建筑物、设备等)。

除医疗保险费用外,医院还有资格获得以下资助:①公共利益援助合同;②医院公共利益发展援助基金(MIG/MERRI);③区域干预基金;④公立和私立机构现代化基金(FMESPP);⑤医院收费。

11.2.3 医院公共利益援助合同

医院公共利益援助合同用于资助没有为活动定价的短期住院医疗活动,主要用于包括医疗机构的教学和研究活动、紧急医疗援助活动。通过契约化的援助,可以为开展相关活动的医疗机构提供资金。2016 年,全国通过医院发展援助合同,在社会医疗服务卫生机构(包括军队的医疗卫生服务)共投资了 650 亿欧元;与 2015 年相比,增加了 62 亿欧元,同比增长 5%。

11.2.4 医院公共利益发展援助基金

医院公共利益发展援助基金在 2016 年扩大到家庭住院看护领域。在 2016 年,医院公共利益发展援助基金主要用于科研、教学和创新的基础养老研究,总支出为 15.7 亿欧元,其中与医学研究相关的支出为 6.61 亿欧元,与 2015 年相比,增加了 0.61 亿欧元。在紧急医疗援助方面,急救搬运和心肺复苏服务支出 7.54 亿欧元,在 2015 年和 2016 年之间增加了 0.15 亿欧元;急救援助支出 2.37 亿欧元(比 2015 年增加了 0.8 亿欧元)。在监狱医疗服务中的支出为 1.77 亿欧元,罕见病的治疗支出为 0.96 亿欧元。

2016 年医院公共利益发展援助项目融资总额达 11.13 亿欧元,此支出将医疗机构重新调整作为投资重点(占预算的 66%),并为重组和亏损医疗机构提供 17% 的援助。2016 年,现有医疗服务供应量的改善占援助项目总金额的 7.5%。医院公共利益发展援助基金在后续医疗和康复领域最初只涉及社会医疗机构短期住院医疗活动的卫生设施,2016 年扩展到后续医疗和康复活动的其他方面:①2016 年,医院公共利益发展援助基金为住院儿童提供 580 万欧元的就学援助;②为患者康复后的重新就业和回归社会提供 590 万欧元的援助。该项目还创建了一个涵盖短期住院医疗、后续医疗和康复的医院公共利益发展援助基金,如针对多职业人员脑卒中后评估的咨询,在后续医疗和康复领域支出 230 万欧元。

11.2.5 区域干预基金

作为 2015 年社会保障融资法第 56 条表决的一部分,区域干预基金已经完成其重组任务:

(1) 促进健康,预防疾病、创伤、残疾和生活自理能力丧失。
(2) 组织和促进协调一致的医疗保健服务,评估医疗、保健和社会服务的质量与安全。
(3) 对长期照顾和地区康复保健机构的专业人员进行分配。
(4) 改善促进健康和医疗社会结构的效率以及员工的工作条件。
(5) 发展卫生民主。
区域干预基金在 2016 年已经达到 33 亿欧元。

11.2.6 公立和私立机构现代化基金

公立和私立机构现代化基金主要资助卫生设施的投资。受区域医联体政策的影响,

2016年3.127亿欧元被授权用于资助医疗机构的投资业务,占年度总授权拨款的96%。

长时间以来,国家医疗保险支出目标一直是法国社会保障融资法所表达的目标,不具有卫生系统所有参与者的普适性。自2010年以来,该情况发生了变化,每家医疗机构都安装了一套监测支出执行情况并能纠正措施的系统。

根据2004年8月13日健康保险法第40条规定的咨询委员会议程,委员会每年召开几次会议,对未能达到预期目标的风险发出警示,增加监测工具的准确性和反应性。国家医疗保险支出目标的一个指导委员会由执法统计报告系统支持。

2010年,国家对医院的支出总额预算设立预留款制度,可以在超支的情况下增加审慎的监管系数,从而降低医院费率。除了预留款制度之外,国家对医院的筹资控制还体现在调整医疗服务定价方面,这一政策使得医疗服务的平均价格变低。2016年,医疗服务成本均价下降了1%;2017年,医院服务成本进一步下降了0.9%。

近年来,国家通过减少补贴或降价等周期性措施,使得医疗服务得以有效下降。除了这些降价措施之外,政府还通过逐步的储蓄措施,以实现既定的医疗保险支出目标;在2015—2017年这3年期间,医疗保险实际储蓄超过预期的1/3,达到100亿,其中1/3在卫生设施。

医院越来越遵从国家医疗保险支出目标对医疗保险费用进行预算控制的总目标,系统地实行削减额外支出或取消信贷投资、融资措施,以实现收支均衡,通过强化绩效评估来解决服务质量的风险。

11.2.7 医院收费

自从2004年实行融资法以来,医院的融资方式在遵从法律基础上由所开展的学科来决定。关于社会医疗活动,基于活动的定价薪酬体系在公立和私立部门均存在,但是每个部门收取费率不同,计价方式也有所不同。

关于后续医疗和康复活动,自2016年以来,公立和私立部门都实施了新的筹资模式。此模式旨在实施公立和私立部门共同参与服务的目标模式,其服务是由基础和活动部分组成,公立和私立部门通过活动调整分配制(DMA)来提供院外后续医疗和康复活动。

国家对这项政策的资助分为3个部分逐步执行,包含一般利益合同资助(MIGAC)、昂贵的服务项目以及后续医疗和康复机构的专业技术平台资助。

11.3 法国医院绩效评估改革措施

11.3.1 制定机构绩效工具

通过制定适应于机构的绩效工具来显著改善财务状况。2013—2015年,公立医院财务账户连续3年恶化,赤字达到4亿欧元,约占收入的0.6%。

财务状况的恶化特别涉及地区中心医院而不包含巴黎公立医院集团,这些地区中心医院更可能出现逆差。2015 年有 21 起,2014 年有 19 起,2013 年有 17 起。2014 年,这一赤字占整体赤字的 40%。

2015 年,公立医疗机构的收入接近 767 亿欧元,比 2014 年增长 2.3%。相反,支出估计为 771 亿欧元(比 2014 年增长 2.3%),公立医院的负债率稳定。

2016 年,有 54% 的公立医疗机构处于平衡或盈余状态;还有 14% 的机构有赤字,占整体赤字的 8%。

11.3.2　医院收益率标准

2016 年,机构总账户增加了 9 030 万欧元。因此,总体赤字为 2.96 亿欧元,而 2015 年为 3.86 亿欧元。医院的整体赤字率因此从 2015 年的－0.5% 变为 2016 年的－0.4%。

多年来国家一直通过各种工具致力于提高医院管理效率。部署的第一批工具是规范性的,以强化严谨规则、账户控制和评估进展。具体措施包括:①修改医院预算条例和会计术语;②对医院账户进行认证;③制定在医院不同职能之间分摊费用的会计处理规则;④在财务不平衡的情况下进行机构对比;⑤实施医院整修计划和临时管理。以上措施适用于所有医疗机构。

虽然将审慎标准纳入国家立法,违法行为将会受到制裁,但这并不够。医疗保健设施过度负债的例子就可以说明这个问题的复杂性。公共卫生法规定了过度债务的定义:①财务负债比超过 50%;②债务/现金流量比超过 10 年;③所有活动的债务总额相对于其产品总额大于 30%。当一家机构的债务水平超过以上 3 种比例中至少两个时,这家机构就不再拥有决策权。但是必须事先得到当地卫生局的批准,由卫生局代表国家做出决定。

2015 年,这种情况实际上影响到 310 家机构,其中包括 19 家地区医院。总体来讲,2016 年医疗卫生机构的债务已经减少(2016 年为 298 亿,2014 年为 308 亿)。

11.3.3　医院绩效评估系统

医院绩效评估系统创建于 2010 年,来自国家卫生和医疗社会机构的绩效支持机构、医院信息技术局、高等卫生局、国家社会卫生事务部和医疗保健总局。

医院绩效评估系统包括机构各部门(医疗活动、质量、组织和信息系统、人力资源、财政等)的 69 个绩效指标,并总结来自 12 个国家数据库的相关数据,如医疗活动当量评价系统或机构年度统计数据(SAE)。医院绩效评估系统是一种决策支持工具,用于比较医疗、外科或产科医疗短期住院治疗活动机构与其他医疗机构的性能。它确定机构的优势和劣势,并据此将其绩效存款分为医疗质量、专业实践、医疗组织、人力资源和财务状况 5 个部分。

在国家卫生和医疗社会机构的绩效支持机构的支持下,医院绩效评估系统是由 41 位业务专家与 5 家机构(国家卫生和医疗社会机构的绩效支持机构、医疗保健总局、高等卫生局、国家社会卫生事务部、信息和医院信息技术局)达成协议的结果。

医院绩效评估系统的优势在于:

(1) 更好地了解所有医疗机构的状况。将测量数据(5 个维度、30 个项目、69 个指标)与来自 12 个国家的数据库进行对比。

（2）更好地对 1 350 个门诊医疗机构进行比较。将每个机构与其所在地区的机构、具有相同活动情况的机构和同类机构进行比较。

（3）所有医院都有一个国家医疗信息监测板。数据集中收集后，在国家一级进行比较分析，并将结果对外公布。

评估内容包括 5 个维度、30 个项目、69 个指标。5 个维度分别为医疗活动、人力资源、财政、组织和信息系统、质量指标。表 11-1～表 11-5 给出法国医院评估量表的具体内容。

表 11-1　医院医疗活动维度(6 个项目,20 个指标)

维度	项目	指标
医疗活动	医院吸引力	在服务供给密集区医院内科的整体实力
		医师团队在本地区的综合实力
		在服务供给密集区医院外科的整体实力
		外科医师团队在本地区的综合实力
		在服务供给密集区医院妇产科的整体实力
		妇产科团队在本地区的综合实力
	门诊手术(不含内镜)	门诊外科的综合实力
		门诊外科医师团队的整体实力
	肿瘤科	在服务供给密集区医院肿瘤科的住院率
		医院肿瘤科医师团队的综合实力
		化疗科的整体实力
		肿瘤住院患者占住院患者的比例
	行业对标情况	医院的医疗活动能够成为行业对标参考的比例
		医院服务能够达到 3 级和 4 级服务的比例
		教学与培训情况
		科研与论文发表情况
	医院急诊服务情况	医院急诊数量占地区急诊数量的比例
	病床使用率	内科病床使用率
		外科病床使用率
		产科病房使用率

表 11-2　医院组织和信息系统维度(7 个项目,16 个指标)

维度	项目	指标
组织和信息系统	平均住院时间	内科平均住院时间
		外科平均住院时间
		产科平均住院时间
	成本控制	非医务人员的临床服务成本
		医务人员的临床服务成本
		医技人员费用
		行政、后勤和技术成本权重

维度	项目	指标
组织和信息系统	医技人员平均使用情况	医疗技术人员所记录的生物学数量
		每间外科手术室的相对成本指数
	产科	剖腹产率
		硬膜外率
	门诊	门诊手术率
		门诊手术中 18 个标记手势的比率
		门诊手术室使用率
	医疗行政链	医疗行政链每季度对住院的计价收费

表 11-3 医院人力资源维度(5 个项目,10 个指标)

维度	项目	指标
人力资源	在编人员情况	产科医生和助产士的接生数量
		麻醉师和护士的数量以及相对成本指数
		每个外科医师使用的麻醉师数量
	团队结构	注册护士和护工数量
		每个麻醉师使用的护士数量
		产科的助产士数量
	非医务人员平均工作时间	非医务人员平均工作时间
	旷工情况	非医务人员的旷工比例
	员工流动情况	员工流动整体比例
		医疗工作表现

表 11-4 医院财政维度(5 个项目,12 个指标)

维度	项目	指标
财政	产生盈余的能力	毛利率
		自筹资金能力
	债务和还款能力	净筹资率
		债务持续时间
		财务独立比例
	固定资产续期	投资强度
		设备年龄
		建筑物的年龄
	财务体系架构	收费日流动资金要求
		净流动资金准备金收费日
	收款/结算指标	在营业日未收回账款的患者和相应的应收账款
		应付账款的营业日数

表 11－5　医院质量维度(8个项目,11个指标)

维度	项目	指标
质量	针对医院感染的活动	针对医院感染的总体评分
	病历的质量	病史记录合规评分
		符合发送住院邮件的时间限制
		营养障碍筛查
		疼痛评估的可追溯性
	麻醉文件的质量	麻醉记录的合格分数
	多学科会议会诊	癌症治疗和护理的多学科会诊和记录
	认证级别	对医院服务质量的认证级别
	手术室组织管理	手术室评级
	管理紧急情况和计划外护理	紧急情况处理评级

11.4　监管工具和配套措施

根据评估的结果由国家、国际机构或意见组织颁发相应的标签,同时配合各种监管工具和配套措施来规范或促进医疗机构的行为。

1. 质量标签

质量标签有"巴黎公共医院集团的服务"标签、法国"Baby friends"标签、"健康促进者"标签、"健康用户的权利"标签、"设计观察"标签、"可持续发展"标签、"优秀医疗工作者"标签等。

2. 监管工具

监管工具可分为交易、产品、组织、活动阈值、授权制度、检查、控制、制裁、特例处理等。

3. 合同

合同有多种形式,如良好使用合同、组织和做法的改进合约、服务合同等。

4. 配套措施

配套措施包括组织实际运行的参照标准、激励和惩罚、任命医师和管理者等。

总之,法国政府目前正在运用各种工具促进创新,为可能改善医疗保健系统的创新提供资金。

11.5　未来医学创新

未来在法国可以对医疗系统产生重大影响的创新。

促进自主,在家照顾,可以由以下创新实现:①生物传感器、恒定的物理和生物的远程跟踪;②远程医疗(远程会诊、远程监控、远程专家、远程救助);③对日常生活的技术帮助,特别是运动技能;④智能药盒;⑤任务召回设备;⑥人体刺激器;⑦护理辅助机器人;⑧家庭自动化(烟雾探测器、坠落探测器、常用夜行路线的照明标记等);⑨生物材料;⑩植入式设备,包括智能植入式医疗器械等神经刺激器、控制递送药等;⑪仿生学的人机界面;⑫移植和人造器官;⑬细胞疗法、组织工程促进、加速、改善筛查和诊断;⑭影像技术(结构成像、功能成像、分子成像、分子多模态成像);⑮生物标记物和基因组学;⑯生物传感器和传递生物嵌入式系统;⑰信息处理技术诊断和决策支持(如概率图集);⑱体外、小型化、芯片、快速诊断技术,促进手术和介入手术质量的改善;⑲计算机辅助外科手术和手术机器人;⑳由影像引导干预(介入成像)适应越来越多的治疗(不包括手术);㉑基于药物遗传学试验的治疗;㉒更接近目标的药物靶向治疗;㉓通过虚拟刺激进行康复;㉔放疗、超声波;㉕疫苗学;㉖大规模测序(全基因组),促进对慢性病的监测分子成像。

提高对诊疗路径、流行病学、护理效率和健康监测的认识,具体包括:①按照保密和必要的安全规则建立数据库(大数据观点);②开发健康数据分析工具。

医院融资改革涉及医疗机构在未来几年会不得不面对的双重挑战:①将这些创新融入机构组织和实践中;②分配机构的目标以及执行机制。

巴黎公立医院集团的医院绩效评估方案

Christine Gueri，Raphael Beaufret，Florence Veber

12.1　巴黎公立医院集团背景介绍

巴黎公立医院集团是一家集医疗、教学、科研于一体的大学医院集团,其中有部分医疗团队享誉世界。集团由巴黎 39 所国家级教学医院组成,所有旗下医院共属公立医院集团唯一法人主体。集团每年门诊、急诊、短期入院治疗以及居家治疗/家庭护理共计接纳 830 万名患者,其中有 23 家医院专门治疗内科、外科和产科方面的急性病,其余 16 家医院用于治疗患病老年人,或是老年医学、矫形骨科、神经学或心脏方面的康复训练。所有医院均分布在巴黎以及大巴黎地区,医院服务量约占法国医院总服务量的 10%。

巴黎公立医院集团将旗下医院分为 12 个医院群,近期该集团计划将其重新划分为 4 个大型医院群。每个医院群都要与总部共担部分职能,如战略、采购、法律、信息系统、结算、退休等。

作为巴黎地区第一大就业机构,巴黎公立医院集团共有近 10 万名员工,其中包括 1.25 万名医生,以及医务辅助人员、行政人员、工人和技术人员。巴黎公立医院集团的年经营预算为 75 亿欧元,每年会有超过 4 亿欧元的预算用于楼房建设改造、设备更新维护以及信息系统的完善。例如,目前有 3 个大型项目正在进行:①位于巴黎北部的北方医院将取代原先两家医院;②巴黎西部将建立一家新的康复医院;③建造于 19 世纪的拉里布瓦西埃中央医院将进行重建。

作为集医疗、教学、科研于一体的大学医院集团,巴黎公立医院集团附属于 7 家医学院校,每年接收 6 400 名医学生,其中包括 4 670 名住院实习医生。同时,巴黎公立医院集团还管理 11 家专门培训助产士、护士及其他护理人员的专业学校。该中心每年接收约 450 名来法进修的不同专业的外籍医生。

巴黎公立医院集团每年发表约 1 万篇医疗卫生领域的科研论文,位列全球科研机构前 20 名。旗下每个医院群都设有一个临床研究单位,每个研究单位都有自己的特殊研究领域。巴黎公立医院集团的行政总部负责各医院群的管理和研究工作,并统一协调研发战略部署。除此以外,巴黎公立医院集团还成立了一家科研基金会和一个技术转化办公室。

12.2 巴黎公立医院集团发展战略

巴黎公立医院集团战略上优先发展的重点包括以下5个方面。

（1）根据巴黎地区最新的医疗规划,组建4个医院集群。

（2）发展外科和内科门诊医疗(2018年,外科和内科门诊量分别占医院服务总量的40%和60%)。

（3）实现医护人员和远程服务的数字化转型:①完成电子病历的信息化建设、声音识别、非物质化等;②发展在线远程医疗服务,包括预约挂号、预接纳、查看检验报告、支付等。

（4）根据目前正在推行的分级诊疗路径,组建多条数字化医护组织渠道,同时加强与地区政府机构、其他公立医院以及自由执业医师的沟通交流。

（5）通过对医疗数据的深度利用,与大学合作伙伴共同开展科研创新活动。

巴黎公立医院集团国际化网络资源丰富,目前与世界众多医疗机构已建立合作关系。中国有10余家医疗机构与其达成合作,其中尤为突出的要属中国医院合作方排名第一的北京联合医疗中心以及排名第四的上海交通大学医学院附属瑞金医院。巴黎公立医院集团近年来已经与上海交通大学、复旦大学、上海申康医院发展中心等知名医疗机构达成合作协议。同时,还参与培训中国急救医生,并与北京安贞医院和北京市卫生计生委合作,在北京市建立中法急救与灾难医学合作中心。除此之外,巴黎公立医院集团还在其旗下的一家医院内开设中医中心,并与南京和上海的中医医院保持紧密联系。

12.3 绩效杠杆

尽管医院的运营预算紧张,巴黎公立医院集团还是将投资的重点放在用于提升医院核心竞争力的科研创新和人才政策上。

巴黎公立医院集团现在的资金主要来源于业务定价机制。该机制基于医疗活动当量评价系统定期发布的就诊数据(逗留时长和业务量)进行计算,并作为医疗保险对医院支付的主要依据。这一支付机制将在未来几年迎来多样化发展,如按医疗服务质量定价、按就诊路径定价、按就诊套餐定价。更长远地看,这一体系甚至可能发展为按医院给患者创造的价值定价(基于价值的定价方式,VBHC)。

就目前的状况而言,为保证法国议会投票决定的财政预算平衡趋于正常,符合国家医疗保险支出目标,医疗保险每年不断下调给医院的支付价格。因此,医院迫切需要在保证医护服务质量不下降(甚至是提高)的情况下降低成本,并创造发展业务的有利条件。在众多绩效杠杆中,巴黎公立医院集团重点采用了以下外部和内部杠杆。

12.3.1 外部杠杆

1. 患者满意度调查

通过使用国家建立的患者满意度调查模型,定期在全院范围内开展标准化满意度调查。调查结果会先在集团网站上进行公示,不久之后在巴黎公立医院集团医院内各部门进行公布。调查中最好的结果是在护理质量方面,最不理想的结果是在伙食方面。

2. 多样化认证

医院需要通过越来越严格的多样化认证,尤其是需要通过每4年一次的法国高等卫生局的考核认证。这些认证主要通过分析某些数据和实地参观走访两种形式,同时辅以一些"患者示踪描绘"方法。医院如果缺少官方认证,将撤销区域卫生机构颁发的部分经营许可。某些部门,尤其是与癌症和罕见病有关的机构,都需要经过特殊程序获得相应的认证。

3. 设立国家性调查

巴黎公立医院集团就特定主题设立国家性调查。例如,针对医源性疾病每5年举行一次全国性患病率调查,测量一天内所有住院患者中医源性感染的患者数量和接受抗生素治疗的患者数量。最近一次调查(2017年)显示,与2012年相比,医源性疾病病例减少了20%,接受抗生素治疗的患者数量减少了9%。此次调查共覆盖了全国9 098位患者。

4. 发布医院排名

每年法国的重要新闻杂志 *le Point* 都会发布一份医院排名。这一医院排名基于对不同数据库的研究,以及对有叙述说明效果的表格进行分析。这一医院排名在法国受到广泛认可,因此也成为各医疗团队竞争的一项重要内容。

5. 发布出版物排名

出版物在全国和世界的排名情况是各机构与同类其他机构进行比较的重要依据。同时,卫生部出台了一项以年度出版物数量为指标的医疗机构筹资激励机制。

12.3.2 内部杠杆

1. 就绩效管理进行定期座谈

巴黎公立医院集团对这一座谈的规定尤为严格,要求包括巴黎公立医院集团总部和医院群间、医院群和各医疗机构网点间在内的不同级别之间,针对经济业绩进行定期交流。

2. 搭建管控性指标共享机制

巴黎公立医院集团内部出台的财务信息系统、人力资源和特定业务的趋同政策获得了良好效果,为管控性指标共享机制的建立奠定了基础。所有医院和科室都可使用这一工具,包括医院总部管理人员和网点管理人员在内的约1 000人在使用这一共享工具。同时,这一工具能帮助建立多方面的内部参照标准,如各科室床位使用率比较(巴黎公立医院集团共有800个科室)、医院停留平均时长、手术室的使用率、急诊等待时长等。

3. 多项战略规划并行

巴黎公立医院集团的多项战略规划出台一些特殊举措,用以改善绩效。下面以手术室和护理人员配置两个实例进行说明。

(1) 手术室。身兼管理职位与医学专家身份的一对搭档共同领导绩效项目。这两个人定期组织调查和人员培训,并负责向不同决策机关汇报绩效指标(使用率、开放率、时长等)。同时,这一对搭档定期参观走访各手术室,与手术团队成员就行动计划进行交流。

(2) 医护人员配置。巴黎公立医院集团现正对其各科室进行筛选,试图并清楚编制员工数与图板分析之间呈现的差距是否能被特定情况所解释,以及这些差距是否应该被纠正。

4. 内部咨询机构

巴黎公立医院集团设立的内部咨询机构由 20 多位曾担任过咨询顾问、医务人员或工程师的成员组成,这些专家对医院组织结构了如指掌,拥有丰富的实践经验。该内部咨询机构定期协助各医院解决绩效方面的问题,有利于快速启动并以低成本执行各项任务。例如,该咨询机构发起了一个改善医院急诊科绩效的项目。

5. 与巴黎经济大学达成合作

巴黎公立医院集团与合作方之一巴黎经济大学共同成立了一个研究行动小组,进行医院创新经济学方面的研究和经济分析。这个小组已发表许多关于医院绩效分析方面的研究报告。

12.4 以诊疗途径为主的绩效改进方案

法国当前进行的改革旨在建立有效的诊疗途径。不难发现,当前的法国卫生体系过于碎片化,各环节和各方面缺乏合作。慢性病需要由多种医务人员协调配合进行长期跟踪,这样才能避免医护过程不会中断,从而能够改进绩效、优化治疗。

巴黎公立医院集团曾以乔治·蓬皮杜欧洲医院(HEGP)为例,分析其在成年人复杂性先天性心脏病方面的护理经验。这一分析由医患关系及风险管理和质量监控中心主任克里斯蒂娜·圭里和质量任务负责人康坦·加尼埃共同完成。

在成年人复杂性先天性心脏病数量大幅增加的背景下,如何最优地组织这些患者的治疗,巴黎公立医院集团将目标设定为首先定义一个流畅的就医路径,而后将其在医护团队内部实施,以此达到临床和组织层面的最优水平。

要想达到有效的临床诊疗途径,必须有一个明确的治疗团队。这个团队由至少一名医生、一名辅助医务人员以及一名风险质量管控中心的协调人组成,所有参与者都要从专业角度给出不同的意见。在乔治·蓬皮杜欧洲医院的这一案例中,包括法国先天性心脏病协会主席在内的各协会代表也加入这一团队中,从治疗战略、质量、风险管理、对良好临床实践的分析以及患者参与制定等不同角度出发,分不同阶段开展临床诊疗方案的讨论和制定。

第一步:搭建整体框架。所有参与者例会对所有必要的背景信息进行总结,包括医疗和经济数据、治疗过程中的重要问题、临床实际运行,以及治疗过程中重要参与者的组成和职能。这次会议主要是分析治疗重点:预测年就诊人次(包括门诊、住院和居家治疗在内)会发生怎样的变化?医院需要制定什么样的制度目标?这一目标如何纳入医院的整体治疗规划,并适应整体的制度环境。

第二步:通过一个特定的过程进行理顺。首先,通过介绍宏观情况让参与者对整体诊疗途径及其重要步骤有清晰的概念。然后,利用逻辑图的形式明确每个具体步骤的关键细节,即参与者、地点、平均时长以及每项行动的可追溯性。这个过程需要非常详细和精确,这样才能发现具体操作中存在的问题,并列出关键障碍。例如,心脏病团队发现很多医疗成像检查都被推迟或取消,原因是患者需要等担架员来送他们去检查,有时甚至是强健的完全有能力独自去检查的患者也等待担架来送他们去。因此让团队全部成员都能客观、全面地看待问题,并制定团队整体认为最优的治疗方案。

第三步:对团队选择的良好临床实践进行分析。在解决完实际问题后,要将注意力转向良好临床实践方面的问题。医疗团队和辅助医疗团队需要根据文献和专家学者联合发布的良好临床经验,定义团队认同的质量标准。

第四步:通过关键点列表的形式对潜在风险进行分析。为了识别潜在的各种风险,团队需要利用所有可使用的分析工具。除了在前 3 步中参与者提及的各种问题外,团队还应在患者投诉中总结所有意想不到的情况以及事件的评估结果。潜在风险一经识别,就应该按照其严重性和发生频率进行等级划分,在诊疗途径规范化的过程中,应该注意防范这些风险。

第五步:制定优先选择的行动方案。基于上述各步的分析和准备,团队制定出备选行动方案。一些行动目的在于达到质量标准,其余行动则是满足其他关键点。每一项行动都应确定一个负责人、一个日程表以及多个追踪指标。从这一步起,要转换规划的角度:规划再也不是详尽的分析性描述,而是一个动态、有明确目标及优先顺序的整体。制定的行动应从实际出发,可行性强,有明确的定向目标,同时还能对诊疗途径规范化产生重大影响。

第六步:实施行动方案。要想在医院范围内完整地实施行动方案,直到预期截止时间经常会困难重重。即使之前被团队内所有成员一致认为有根据且简单易行的计划,也有可能在实际执行之前就被放弃。因此,风险和质量管控中心依托两种手段来实现这些行动。一方面,中心做好衔接沟通工作,集合所有能促成变化的参与者和资源;另一方面,中心辅助行动负责人的工作,经常性地与行动负责人组织建立"行动计划检查站",不断仔细查看行动的执行进度。

第七步:在行动实施之前和之后组织评估活动。在这一步中,可以使用包括"患者示踪描绘"法、审计、满意度调查问卷在内的不同形式的评估工具。无论选择何种评估手段,都必须要利用"患者示踪描绘"法进行评估。

在以上 7 步中,行动负责人要始终重视患者和病人协会的参与,因为这些群体能反映专家没有发现的问题。因此,患者的诉求显得尤其重要。

在实施不同的规范化诊疗途径后,有 3 点内容需要总结。

(1)经验显示,规范化诊疗方案受到专业人士的肯定。这一措施能将所有相关方集合在一起,共同商讨和定义各方都认同的诊疗方案。因为慢性病治疗需要不同科室和专家的介入,相关各方聚在一起,就规范化诊疗方案中涉及的衔接点进行协商交流。虽然每个专业人员独立地、不出任何问题地完成其任务,而各专业人员之间的衔接却出现障碍的这种情况,可以通过规范化诊疗方案被清楚地展现出来,并得到分析和解决。

(2) 这个项目已成为医院的工作重点,并由医疗安全质量小组负责。在患者规范化诊疗方案中确定的方案应纳入相关科室、决策机关和中心领导的医疗安全质量优化年度计划中,这样才能避免行动之间彼此孤立、缺乏联系、能见度不强,甚至被遗忘的情况。

(3) 这项措施可以被延伸扩大为医院间的诊疗方法,还可以用于医院外的诊疗合作。

13 未来的发展方向

David Gruson，Gilles Duhamel

13.1　卫生机构改革和区域化

医疗机构的变革深刻地反映了整个社会的迅速发展。移动门诊、质量持续改进或强化效率的政策是影响医院管理层和组织的深层次变革中最明显的部分。从医院负责人到地方政府，以及卫生系统内的所有管理人员都致力于实施这些变革。

更普遍的是，医院环境多年来一直面临着组织结构的重要变革。首先从病理学演变开始，显著地改变了医疗和护理活动。事实上，医院部门同时受到患者人口变化的强烈影响。管理的变化和人口的全面老龄化不断影响医护组织的模式，越来越多的医院将老年患者纳入其中，这些老年患者多年来一直被疾病困扰。这些患者需要医院内外的众多执业者参与护理，同时还需要多个健康和社会部门的共同干预。

卫生服务与患者的关系也在明显变化。一方面，患者对公共服务的需求增加；另一方面，医疗专业人员与患者的"单向关系"正在改变，医疗专业人员倾向于重新组合以强化他们的技能。通过扩大患者的权利，鼓励他们越来越多地参与到护理中。

此外，对于所有参与者而言，医院成本控制的演变意味着医疗机构追求效率的压力越来越大，这种压力使得医务专业人士越来越频繁地对这些变化的含义提出深刻的质疑。这种新的经济形势显著改变了管理人员和高管对医疗组织的看法，医疗机构的管理从医疗保健转向医药经济管理。

卫生系统的区域化是机构转型最强有力的手段之一。作为卫生系统改革的总方针，管理层面临的主要挑战是如何适应这些变化，因此需要数字化健康与医院筹资变革之间的紧密合作。

13.2　法国卫生系统的重大变化：人口健康和区域化

传统上欧洲有两种社会保障制度：俾斯麦模式和贝弗里奇模式。前者因普鲁士总理俾斯曼而得名，他创立了德国社会保障局来限制工人阶级的要求；后者依据英国贝弗里奇爵士设计的蓝图而成，因而得名"贝弗里奇模式"。

这是一种打破健康领域与社会医疗领域分离原则的传统模式。在区域范围内对卫生设施进行重组,构成卫生系统转型的主要轴心。这些演变也可能发生在受贝弗里奇模式启发的系统中,医疗机构没有独立的自主权。而在俾斯麦模式中,卫生机构经常具有法人资格。

俾斯麦模式以专业保险为基础,通过向雇主和雇员双方强制性征收社保为主要筹资方式。贝弗里奇模式则基于民族团结的理念,在很大程度上依靠国家税收提供资金。当然,目前没有哪个欧洲国家的社保制度严格符合以上两种模式中的任何一种,但每个国家都受其中一种模式的启发。英国和丹麦倾向于贝弗里奇模式,德国、荷兰和比利时倾向于俾斯麦模式。法国则占据中间位置,以专业保险为基础,在很大程度上由税收提供资金。法国于2016年1月通过了卫生系统现代化法,导致区域医联体选择了一种更为渐进的战略。这些集团并不是严格意义上的结构融合,而是团结合作。根据2016年7月1日以后划分的特定区域,公立医院从原有的功能分享转移到所谓的"支持"机构:包括购买或管理信息系统;建立整合性医疗项目也是区域化医疗战略实施方法的主题;与私人医疗机构的联合,可以通过与该组织的合作协议来实施。

正如顶级学科专家、巴黎政治学院卫生政策研究中心安东尼·马龙教授所说,这些卫生服务区域化的转变必须与人群健康责任的理念相结合。安东尼·马龙表示,区域化健康和卫生保健如何更紧密整合是世界各国卫生系统的主要挑战之一。传统观念上,卫生系统的这两个组成部分是并行发展的:第一个是对医疗服务的提供,第二个是对人群的干预措施。人口统计学和流行病学的转变比以往任何时候都更需要将这两个维度结合起来。

全民健康责任促使卫生部门自然地向社会和医疗社会部门以及更广泛地向一个地区内的所有行动者开放,其目标是改善特定人群的健康状况。"人口责任"的概念在2015年年底由法国推出,促使在医疗服务上更多地灌输公共卫生当局广泛推行的"诊疗旅程"构想。这一点在老年人护理领域尤为明显。

"退休之家"的出现和医院的现代化转型已经做好准备。正如前法国里昂国民总院院长普瑞斯·霍夏克斯指出,"本世纪末的特征之一是社会部门与卫生部门之间的分裂,几个世纪以来这些部门密切交织在一起,并在很大程度上得到医院的支持。"1970年关于医院改革的法律已证明双方的意愿,医院对卫生负有全部责任。

1970年12月31日颁布的第70-1318号法令在第一章明确提出"公共服务医院"的概念,致力于医院在卫生领域的发展。这个概念在当时对公共医院的服务以及运作方式进行了严格并且明确的定义。这个确切定义的结果限制了公共医院服务在老年护理方面的发展。

1975年6月30日颁布的第75-535号法令标志着法律承认社会和医疗社会机构领域与健康领域实现分离原则的第二阶段。分离原则不仅是秩序原则,它还具有法律效力和实践效果。健康领域和社会医疗领域之间的分离会存在非常具体的后果。例如,两个并行的质量保证计划存在,会限制由此法令发布的评估范围。它赞成在几乎相同的主题上人为地发展不同的文化。目前所崇尚的医疗服务文化,主要是医院医疗和社会医疗文化,主要功能仍然是提供服务。在这个意义上说,分离原则确立了"两种制度之间的边界,仍然是健康和社会组织许多重要功能障碍的起源"。

13.3　区域卫生设施管理的挑战

地区化需要卫生系统行为者和当地社会经济伙伴之间的密切合作,并共同承担其责任。成立区域医院集团组织的成功,主要在于管理层以共同方式改变其动员力量和支持团队的能力。这些医疗集团的成立,旨在为患者提供更清晰便捷的护理服务。因此,医院董事会和管理层必须在诊疗过的每个阶段协调本院医护人员以及院外的合作伙伴(包含社会医疗机构)共同为患者提供服务。

根据医院的专科设置,每个专科分组内都必须建立共享医疗项目平台,根据患者的需求提供不同的医疗和护理方案。这种全新区域性医疗战略也导致医疗和护理服务提供的重组。医院领导层和监督层的专业素质,对于使公立医院成为这些重组的关键执行者至关重要。

区域医联体之间的关系对于整个集团的架构来说尤其必要。公立医疗机构之间需要相互协作配合。同时,管理层必须与区域其他服务提供者建立良好的合作关系。此外,医院管理层在与地方政府以及社会医疗服务机构建立伙伴关系和信任关系方面发挥着决定性作用。如果没有与地方卫生机构进行合作和交流,医院集团也就无法实现通过医院、城市和社会医疗服务机构之间的明确协调,并集体承担满足人民需求持续的照料服务。

这些方法虽然会引起健康和医疗社会服务领域专业和组织的巨大变化,尤其是在某些领域可能增加不稳定因素,但同时也开辟了应对诸如医疗实践如何提高其吸引力等重大挑战的机会。无论如何,这些重大变化意味着坚定致力于将这些新的政策作为实现管理健康和医疗社会领域工作和技能的手段。

13.4　区域化的数字革命

医院集群组织必须依托于数字革命,其成果也将对医院的职业化产生非常大的影响。同时,医疗消费者获得专家建议和信息传递的速度也对医院管理提出新的挑战。因此,通过优化这些服务工具必须是医疗管理的优先事项。例如,良好的远程医疗架构通过为患者提供更好的可用性和更优质的医疗服务,为城市以及社会医疗服务功能开启了新的视角。

更广泛地说,这些新的区域健康战略为未来的健康服务模式提供了机会。这些新方法意味着需要对原有的卫生体系框架进行修改,使这些参与者获得更多自主权,以便将区域医联体定位为真正的提升区域吸引力的催化剂,使其像“健康创新集团”一样参与区域的发展。

这些发展也意味着对融资机构的方法进行必要的改变。法国政府当局提出的目标是允许在规范化诊疗途径上转变融资模式,这些计划已经在许多卫生系统中得到实施。例如,瑞典使用的支付包、犹他州山间系统应用的跨境融资模式。

在法国,2018 年社会保障融资法第 51 条规定,在实验基础上启动这些措施,即在实施卫生系统的创新组织实验,周期不超过 5 年。其目标是"通过健康和医疗社会领域的新组织的出现促进创新,有助于改善患者医疗和护理质量,提高保健系统的效率和确保全民获得保健的机会",强化"提高药品或相关产品和服务的医疗保险覆盖范围与处方质量的相关性"。该实验目的旨在"优化医疗保健路径,提高医疗、保健、社会或医疗社会的相关性和质量",并"通过一系列医疗和护理服务来实施患者的康复规范化"。慢性和代谢性疾病领域已被确定为这些实验的优先开展领域之一,尤其是慢性肾功能衰竭。在 2015 年审计法院报告中,强调目前的筹资模式需要重视功能障碍的管理领域。

法国总统对医疗机构的综合建议提出,对新的医院筹资模式会在未来几年内制定更广阔的发展目标。正如法国国家医院联合会的主席选举平台提出的建议,医院筹资的实际操作必须改变原有的医院一般利益合同资助模式,相对地在区域项目上给予更多的激励和资助。

法国医院联合会主席纲领提出改革一般利益合同资助模式的建议,以整合医院公共服务使命的发展,并使之成为地域承诺的激励杠杆。

在 2011—2014 年间,一般利益合同资助分配金额大幅下降,从 7.3 亿欧元下降至 5.3 亿欧元,2015 年之前为 5.6 亿欧元,2016 年为 6.3 亿欧元。分配条件以及范围的多种变化导致了这一结果。事实上,自 2012 年以来,医疗机构在执行各类特殊任务中所提供的特派团资金来自区域干预基金。2013 年,区域干预基金为其他特派团提供了资金,超过 20 亿欧元。虽然资金载体发生了变化,但这些服务活动仍然是普遍关注的任务,这些范围的变化使其监管更为复杂。在 2016 年发布的区域干预基金服务活动的变革中,没有提及服务范围的新变化。

一般利益合同资助必须能够积极发展,使医院能够继续履行其公共服务的使命。这一要求并不影响对其进行变革以适应公立医院服务转变的总体发展战略:①更好地考虑到经济和社会不安全的指标,以解决与医院公共利益援助合同相关的不安全门槛效应的问题;②认识到公立医院在特殊偏远以及医学人口赤字地区的卫生保健提供中的特殊作用;③支持医疗机构与区域之间的合约,在重新部署合作模式的过程中创建新的模式,充分认识到医疗群体整合过程中的群体决策选择,以及大规模共享医疗站设备开发的发展目标。因此,在实践过程中筹资一体化原则上可以起作用,国家的额外拨款会支付给区域机构整合集成度更高的服务模式。

总体来讲,与部署新的领土卫生相关的融资方式的适应性,等同于提出对机构管理法规作出改变的问题。在法国公共服务结构正在发生变化:公立或私立非营利并存,在采购管理过程或人力资源管理领域具有不同的灵活性。从这个角度,赋予公共卫生机构以管理灵活性是对区域人口健康责任部署的重要支持。否则,经营僵化会导致卫生系统的这些根本性转变被阻止或制动,从而造成很大风险。

法国选择逐渐转向领土化健康(区域健康)的总体战略。这一措施使卫生参与者逐渐认识到卫生方面的全民责任,以及对卫生机构融资方式改变的必然适应。目前,这些转型还没有完成,主要是由于在对医疗保健的提供进行重组时,需要对机构与个人的职能进行明确的定位。与此同时,通过加强赋予公共机构管理灵活性来实现其实际效果。

13.5 信息系统和数据管理的融合

数字革命的挑战关系到整个社会,并且正在大规模影响卫生系统,这正是法国当局日益关注的主题。自2009年以来,立法层面确认了远程医疗、远程会诊和电视专业技术活动,其经济模式在2018年的社会保障融资法中得到肯定。2016年7月4日政府提出一项国家"战略"——电子健康。总统与健康部长已经将数字化转型确定为医疗系统现代化的优先事项。

这种数字杠杆成为启动预期变革以支持高质量医疗服务的重要先决条件,同时保证医保账户的可持续和平衡性。因此,远程医疗可以在优化条件下提供高质量的护理、诊断、医疗以及医疗社会支持,特别是对于远离或有时居住在面临医疗稀缺地区的患者。在为卫生系统提高效率的同时,还为缺少医护人员的地域提供专业知识。

在机构层面,数字技术作为系统转变的杠杆,即信息系统的融合以及健康数据管理能力的提高。

13.5.1 医疗机构对信息系统融合的承诺

一些国家已经选择全面的综合方法,将机构的患者记录资料汇总到单一的国家基础设施中。加拿大魁北克省居民健康档案(DSQ)就是一种工具,它允许医生和其他健康专业人员获取被认为是必不可少的信息,以便快速干预并确保对患者的服务质量进行跟踪。加拿大魁北克省居民健康档案首先在4个地区试点。2013年6月,魁北克省进行了大规模的信息宣传活动,以便在其他地区逐步部署。

美国则相反,除了食品安全数据输入的国家元素之外,医疗记录汇总是在当地保险系统层面进行。另一方面,标准化进程已经启动。2010年,白宫推出"蓝色按钮"(blue button)计划,把患者对其医疗数据的访问标准化。最初这项计划仅限于退伍军人的健康管理,如今已经扩展到所有被保险人。选择性地打开与用户有关数据的原理被称为"智能公开"(smart disclosure)。"蓝色按钮"计划允许患者以标准格式下载他们的健康史(报告、测试结果、咨询),健康服务提供者(医院、医疗保险公司、诊所)可以通过网站上的蓝色按钮确认向用户提供医疗档案。

法国采取的是中间路线,将国家主干系统与区域层面信息系统相融合。全国医疗保健的核心便是推行共享医疗文件(又称"共享病历")。经过数年延迟部署,自2017年以来共享医疗文件的流通加速,社会健康保险总局恢复对它的项目管理。

共享医疗文件旨在建立数字健康记录。它允许授权的医疗保健专业人士访问相关信息,共享患者护理和其他卫生专业人员的医疗信息:通过查看患者治疗的历史情况,可以了解患者的过敏、药物、报告住院和咨询以及检查结果(如影像学检查、生物学分析等)。

共享医疗文件在法国下莱茵省进行试点之后,阿摩尔杜省、多姆山省、索姆省、马恩河谷省、上加龙省和安德尔-卢瓦尔省也逐步开展。目前已经有100万个文件被共享。未来所有的社会保险都可以从这种数字设备中受益,从而实现患者的医疗追踪。

在此之前,医生被要求升级他们的共享系统。现在这个任务回归到患者,可以通过链接他们的 Vitale 卡或者通过初级健康保险基金获得。药剂师也可以共享患者的数字健康记录,每个文件设置费用为 1 欧元。同样的授权也会分配给照顾失去生活自理能力患者的护士。在 2004 年,由于共享医疗文件的泛化获得储蓄约 35 亿欧元。

在地域层面上,信息系统特别是患者计算机记录(IPR)的融合是区域医联体面临的主要挑战。由于融合必须围绕"功能区域的单一应用程序",因此,这种融合需要以高水平的立法义务为基础。

这种融合首先是管理问题,因为它是区域医联体内联邦机构满足战略项目承诺的必要条件。这是一个共同合作项目,创立了团队共同合作的机会。第一步是组织信息系统的共同管理,实施共同的治理和明确各种信息技术职能,同时要求医疗和卫生保健行为人参与信息技术的管理。

这种融合的运作阶段必须由当地的参与者清晰界定。信息系统(DSI)方向的构成是第一个问题:由谁来试验?哪些资源的数量与交易一样多?必须在新的信息工作与法律规定的领土医疗信息部门之间找到适当的联系。接下来会出现法律问题。例如,与当前市场相比,哪些类型的市场将涉及哪些转型过程?还必须做出基本的技术选择。例如,使用外包托管或部署设备来保护患者身份。

围绕这个融合过程的时间框架问题自然最为敏感。应该明确的是,区域医联体信息系统的总体计划必须在 2018 年 1 月 1 日前完成,融合本身必须在 2021 年 1 月 1 日前完成。在实际工作中,第一批评估显示该过程实际上正在进行,但步骤推进过程中存在一定的差异。

[附] 关于区域医联体中信息系统融合的情况报告

2018 年 2 月

1. 信息系统管理

76% 的区域医联体构成了推动信息系统融合实施的运营机构。

40% 的区域医联体已经执行信息系统,53% 正在执行。

有几个区域医联体创建了区域医联体信息系统项目经理职位,负责领导团队和试点融合项目。

大多数区域医联体通过统一项目逐步建立区域医联体信息系统。

更为罕见的是,区域医联体正在将他们的团队合并为一个共同的信息系统,构建了一个面向用户的通用信息系统服务中心,主要针对项目的管理和指导。

2. 网络和托管健康数据

区域医联体机构网络的相互连接是实施共同技术基础的重要项目。74% 的区域医联体目前已经构建或部署了一个通用网络。

虽然大多数区域医联体正在研究将要采用的解决方案,但从行动者的反馈(57%)中可以看出,外包管理健康数据是未来的趋势。

医院更多地使用外包团队(55%)而不是医院本身(37%),这些外包团队尽可能在社会医疗服务机构中产生。

信息系统和患者档案电子化的扩展受制于公共采购法规的限制,这对于为患者建设规范化医疗和护理构成重大的实际障碍,阻碍了通过在集团层面实施利益延伸来实现显著的经济效率。这些困难可以通过考虑信息系统的融合以及与其相关的知识产权推断来克服。

13.5.2 新的数据保护原则框架

目前的医疗系统正在经历数据驱动的革命。海量数据收集,在今天被习惯称作"大数据",是数字创新在其各种组件中部署的必要条件,如机器人技术、人工智能。后者实际是依赖调动足够数量、可靠数据的算法,以发布强大的概率计算来支持人工智能的方向。"数据"作为原材料,是提供任何计算机程序的基础。目前,人工智能的广泛应用只是简单地改变规模问题,要实现人工智能在健康方面的全面运作效能,只有通过大量投资于健康大数据才能实现。

为了能够提供科学算法,这些数据必须在医学和技术方面可靠,同时要有足够的数量,以使人工智能能够推算稳定的统计规律。这一国际健康数据竞争自然以时间因素为标志,第一家开发具有足够可靠数据的运行状况支撑健康解决方案的人工智能制造商将获得远远超过其他竞争对手的决定性优势。

使用健康大数据作为算法的"原材料",可能引发患者隐私权保护的相关问题,需要避免泄露风险。这个问题本质上不是理论问题。关于保护健康数据的这场辩论具有高度的敏感性。谷歌的人工智能子公司 DeepMind 已经看到了这一点,因而致力于与英国皇家医院采取共同的应对方法。一项发表在《健康与技术》杂志的研究认为,国家健康战略最初与 DeepMind 签署的协议并没有充分保护患者的隐私。国际上最近有实例表明,健康数据保护不足可能产生相关的法律和道德风险。民意调查显示,欧盟国家的公民非常需要保护他们的个人资料。因此,欧盟国家成立了个人数据保护委员会(RGPD)。目前这个委员会已经在法国生效,通过从事后声明制度到先验义务制度的模式转变,加强对个人数据处理的保护。

个人数据保护涵盖的个人数据范围可能非常大,涉及个人使用的所有数字应用程序。在健康领域,所有数据都被认为是高度敏感的。对于必须随时证明其遵守新法律框架的运营商而言,个人数据保护委员会规定了新的义务,否则可能会发出重罚。个人数据保护委员会是基于以下 3 个原则。

(1)加强个人权利。重申透明度和知情同意原则,引入数据可携带性和处理儿童数据的具体条件,引入集体行动等便利行使权利。

(2)加强行为者的问责制。所有公共机构均有义务为拥有 250 名以上员工的实体登记注册,在某些部门实施良好行为守则和鼓励认证,强制任命数据保护官员(DPO)。对于大型私人机构,若发现任何瑕疵或违反个人数据的情况,必须在 72 小时内强制通知相关控制人员,这种违规行为"可能会给他们的权利和自由造成很大的风险"。

(3)至 2018 年 5 月 25 日,该法规的易读性和可信度更高。对于违反个人数据保护的情况增加处罚力度。根据违规类别,可能有 1~2 千万欧元的行政罚款;针对公司,可能会有在全球范围内 2%~4%的最高数额罚款。成员国之间加强合作,并承认有权监督和发布除罚款之外或代替罚款的纠正措施(如正式通知、限制治疗、暂停数据流等)。对于法国,数据保护官员将不得不向国家信息与自由委员会(CNIL)报告其遵守情况。

在严格意义上,健康数据的这种保护不是源于个人数据保护委员会的规定,还有其他法律法规的依据。这个问题不仅受制于宪法要求,而且受到诸如保护医疗保密等刑法条例的制约。同时,还需要针对卫生数据部署这一新的管理方法遇到的具体问题采取措施。这种新的管理适用于总体框架,调动实用功能、监督和评估工具,这些工具是由利益相关者(行政管理人员、医生、辅助医护人员和用户代表)控制的。

新的试点越来越多地部署在以下 3 个领域:①公共卫生管理;②医学经济管理;③组织管理。因此,卫生数据管理旨在构成区域医院组框架,使其对所有护理提供者更加开放。信息系统的融合和卫生数据管理的新规是实施有效健康区域化的两个主要条件。实际上这两个条件也是相辅相成的:没有明确的信息系统架构,数据管理就无法运作;如果数据管理领域没有明确的战略,世界上最好的信息系统基础设施仍然不具有功能和实际意义。

13.6　远程医疗和人工智能:法国卫生系统未来的挑战

13.6.1　数字技术的影响

数字技术、可穿戴设备和人工智能的发展已经对卫生系统产生重大影响。数字技术的不断发展既是定量的,也是定性的。数据也更具信息性,因为它是实时在生活情况下收集的,更加可靠丰富,可以作为获取新型数据的支撑。定量和定性数据之间可能也会联合,从而减小收集限制,如空间限制方面(面对面不再是必要的)、时间限制方面(发送、共享、处理的速度更快)。

13.6.2　法国的远程医疗系统

法国承认 5 个专业领域的远程医疗系统,有别于那些有可能对健康有帮助的可穿戴设备系统。这 5 个专业领域包括:①患者与健康专业人士之间的远程监护系统;②专业人士之间的远程专家体系;③从患者到专业人员的远程会诊;④在周围专业人员的远程协助下进行诊断或治疗;⑤通过电话对医疗紧急情况进行处理。

这种应用于健康的医学连接和人工智能领域涉及每个"传统"医护人员的工作模式(医生、卫生行政部门、药品行业等),而且传统的角色(设计者、开发者、制造商、分销商和数据管理员)也将产生新的职业,新来者尤其是创新者将撼动传统医护人员之间的关系。因此,它们之间的操作规则正在被重新定义。

13.6.3　数字技术对临床管理的影响

数字技术改善临床管理的潜力是肯定的。它让远距离的专业知识共享成为可能,也有助于对患者的实时监测和远程监测(可能还需要警报功能),如分析药物相互作用、治疗适应性(如充血性心力衰竭或癫痫)或监测高危妊娠等。依靠数字技术,将缩短专业人员对可能介入或转诊患者(咨询、紧急住院治疗)提供信息的时限,将有助于更好地评估疗法的不良影响,提高慢性病患者长期治疗的依从性。数据处理将为专业人士节省时间,并帮助他们做出决策。数据汇编、按时间顺序处理也将有助于确定诊治的具体内容,如数字成像等。

13.6.4 数字技术与临床科研和人工智能

数字化连接工具和人工智能在科研方面具有相当大的潜力。这个问题可以概括地描述为:人们可以通过直观的界面向数据库提出任何问题;大众流行病学研究显然有助于普通人群;低信号慢性病(如癫痫)的评估也会受到影响;最重要的是,某些疾病的病理生理学方法有可能因为揭示新的相关性而受到影响。例如,睡眠、压力、饮食失调和心血管疾病之间,以及睡眠与抑郁之间可能的联系;肿瘤的基因型和表型比较可能会改变诊断和治疗分类。

13.6.5 数字技术与培训教育

数字技术创新也是培训工具,可以推动患者及专业人员的培训教育,包括大规模开放式在线教育(MOOC)、专业人员的电子学习、患者及其陪同人员的模拟游戏。

数字技术创新必将为患者的期望提供重要答案:更好地了解病情,在系统中得到良好导向,参与有关决策并能更好地支持疾病治疗,如自我测量工具(自我量化)就是典型案例,患者通过辅助学习、治疗教育干预和管理,提高对自身疾病的管理能力。这些新工具可以实时、准确地评估患者的满意度。在这个意义上,临床和研究都制定了更合适的指标——患者报告结局测量(PROMs)。这些工具和患者之间的网络,允许患者和卫生专业人员进行经验分享,作为疾病管理新的工具。所有这些都会对患者更负责任,毫无疑问也是保险公司会考虑的因素。

13.6.6 数字技术对卫生组织系统的影响

数字技术对卫生组织系统的影响也很重要:①改善健康监测和疫情警报;②促进获得益处和照顾,特别是对偏远地区;③患者出院后得到更好的护理与照护;④提供更全面的门诊服务,支持老年人的家庭护理,通过交换和分享信息支持保健的协调性和连续性。

这些要素会影响卫生区域的新配置以及确定区域内医院的位置:①重新调整层次、照顾等级;②医院技术平台的重组和集中。

这些新技术也会带来风险和多重不确定性。首先,工具本身有不确定性:①与信息系统(医疗档案、医院信息系统)的互操作性不确定;②应用的质量、效用和效率在很大程度上不确定;③应用程序的生命周期及其更新条件未知。其次,这些数据也是许多不确定因素的来源:①基本数据收集时的有效性;②校准的充分性;③治疗的潜在规范性特征;④保护患者的个人资料和尊重医疗隐私的条件;⑤滥用监视和误用数据的风险;⑥托管和存储数据的安全条件;⑦数据传输条件及其共享规则。

13.6.7 数字技术可能给卫生系统带来风险

数字技术创新可能会增加健康不平等。由于与数字技术创新有关的文化障碍会导致不平等,无论是对患者,还是对卫生专业人员,这些因素都会增加分散和不平等。这些创新的整合可能会干扰慢性疾病患者原有的健康护理计划,并使其更加复杂化。有了这些新工具,就会出现新的标准,健康标准和生活水平将加强疾病和患者的社会控制,甚至可以预测一些人会出现的成瘾问题。

当机器的诊断功能已经成为过去,医生会遇到什么情况?皮肤病学或影像诊断已经是这种情况。这种新的知识不对称(医生与患者、医生与机器)将其功能限制在仅仅是机器辅助人员吗?或者在决策过程中在患者和机器之间界面角色是否仍然占据主导地位?患者会是简单的身体与机器相连吗?这些机器会越来越多地指导如何工作吗?每个人的角色和责任会有怎样的颠覆?

组织重新配置又有多远?定期使用数字技术创新对经济有什么影响?这些创新是否会节约成本?长期资金会得到保证吗?由强大的垄断企业发展起来的这些创新是否会导致资金来源重新分配?创新是为了患者的利益,还是为了医生或保险公司的利益?创新是未来健康发展的必然趋势,但在人类医学进步方面的贡献尚未确定。

法国的全球卫生战略

Benoit Vallet

14.1 总体思想

2018 年 2 月,法国成立了国家国际合作与发展部际委员会(CICID)。该委员会旨在将国家发展和国际战略合作伙伴关系政策作为未来 5 年的核心目标;围绕"巴黎协定"所提出的保护全球公域这一首要目标,重申消除贫困,实现可持续发展(SDG)。到 2022 年,国家国际合作与发展部际委员会拟定了 5 个政府优先事项。

(1) 通过研究非正常移民的根本原因,立足国际稳定和恢复国家活力,面对危机局势,提供真正安全的可持续发展战略。

(2) 适应气候变化,减缓全球变暖以减少贫困,与其他国家一起共建可持续的经济发展模式,共同对抗自然灾害。

(3) 倡导青年就业优先的理念,教育并打击非法移民,促进机会平等,减少极端主义。

(4) 提倡男女平等,作为 5 年期间的主要驱动力,也是社会和经济发展的主要因素。

(5) 加强卫生系统防范和消除大流行病。尽管全球在这一领域取得进展,但是部分地区仍然面临严重威胁,尤其是在非洲大陆地区。

14.2 法国 2017—2021 年全球卫生战略

法国 2017—2021 年全球卫生战略包括:孕产妇、新生儿和儿童健康,非传染性疾病控制,解决健康的个人、社会、经济和环境决定因素,打击营养不良和倡导国际卫生安全。这些都是多边和双边的优先事项。法国将继续为全球防治艾滋病病毒/艾滋病、疟疾和结核病基金做出重大贡献,并将加强其对世界卫生组织的贡献。法国将参与打击伪造和劣质药品的国际行动,为可持续获取基本和优质保健产品创造必要条件。

法国制定了 2017—2021 年在全球卫生方面的 4 个核心战略:①在抗击疾病的同时加强卫生系统改革;②加强国际卫生安全;③促进人口健康;④促进法国医学的专业知识培训、研究和创新。

14.2.1 核心战略 1：加强健康促进防治疾病

对于解决卫生系统结构性挑战的问题,法国正在采取比病理学或基于人群更为有效的贯穿各领域方法。通过加强卫生系统的投资,来加快实现全民健康覆盖(UHC)的进程。为了实现这一目标,法国直接支持各国制定的全民健康覆盖战略,主要通过两个主要领域的行动来进行：通过金融运营商在国际上资助;通过法国开发署(AFD)联合实施法国专业政策的技术专家为全球卫生领域的公共发展提供援助。

法国开发署是双边发展合作的执行机构,为弱势国家的发展政策和项目的融资直接提供帮助,它以援助补贴的形式在 90 个国家中发挥作用,包括减债促发展合同(C2D),但最常见的是主权贷款(国家担保)、非主权贷款(没有国家担保的公共实体)和私有(私有营利和非营利部门)贷款。

法国在对其他国家的专家支持包括开展各类加强卫生系统专业知识和卫生安全项目;维持法国在防治艾滋病、结核病和疟疾方面的财政承诺是法国领导数十年努力的目标。为此,国家决定在国际商定目标的框架内,通过更加横向的开展后续护理和康复行动,包括社区在内的多边融资决策机构。

与此同时,非传染性疾病在卫生系统日益增加的负担需要在制定跨部门政策、加强卫生系统的方法中考虑,包括将医院作为诊断和护理以及教学、研究和预防的场所。

根据致力于健康的可持续发展目标(ODD),倡导法国促进对健康决定因素的行动。这种打击传染病和非传染病的预防方法是法国选择保护大众的一种预防方法,希望并促进其他国家也这样做。

14.2.2 核心战略 2：加强国际水平的健康安全

卫生安全与卫生系统质量密切相关。实际上,只有在能够预防、检测和应对风险的弹性健康系统基础上,才能确保卫生安全。法国在世界卫生组织等多边治理机构中发挥着重要的作用,特别是通过其国家卫生机构、研究机构以及国际卫生行动来对抗传染病和性传播疾病领域。例如,法国在抗击埃博拉疫情、寨卡流行病和其他应对突发卫生事件方面发挥了突出的作用。

国际卫生安全包括为减少人口因健康事件的脆弱性而实施的所有预防和纠正活动(预防、监测、检测和评估健康风险),以及在全球范围内从公共卫生角度实施风险准备、通报、响应和管理措施。

埃博拉疫情凸显出卫生安全和应对卫生危机的问题,它强调需要增加资源调动,以及各部门之间和行动者之间的协调。

法国在健康安全方面的愿景基于 3 个指导原则：

(1) 保持伙伴关系,使用跨学科和跨部门方法。

(2) 研究健康危机之前、危机期间和危机之后的关系。

(3) 为公共卫生安全的可持续发展提供服务。

14.2.3 核心战略3：促进人口健康

促进人口健康包括改善生活条件,一方面决定健康的社会、经济和环境因素;另一方面根据具体情况和若干标准(人口统计学、流行病学或社会学),可以针对特定群体(如妇女或儿童),促进预防和加强个性化、以人为本的医疗和护理服务。健康促进政策结合了不同但互补的方法(立法、税收措施和组织变革),并涉及许多干预领域(确立卫生政策、进行技能和个人资源开发、加强社区行动、创造有利于健康的环境和适应卫生服务)。社会动员、社区赋权、提高对旨在改变行为的健康促进举措的认识,是全球卫生战略的主要支柱之一。

14.2.4 核心战略4：促进法国医学教育科研和创新

法国在卫生专业的教育、研究和知识培训方面有明显的优势,这在世界范围内得到普遍认可。但是,法国在响应需求、提供结构化和综合服务的能力方面有待改进。法国的医学教育、研究和服务不仅关注卫生系统(信息系统、人力资源、预防服务等)和目标病症(传染病、慢性病等)本身,也同时关注工业或专业领域创新对疾病本身的整体改善。

14.3 法国的国家行动

在过去的几十年里,法国凭借其在实施创新融资方面的领导作用以及全民健康覆盖的目标,法国的医院-大学教育模式以及非政府组织之间人道主义模式,使得法国的医疗保健系统在世界范围内处于领先地位。

1. 人道主义战略

正如1948年"世界人权宣言"第25条所述,健康首先是个人的权利,"人人有权享有足以维护他和家人的健康和福祉的生活"。

法国干预措施的特点是捍卫人权、促进团结,这一点体现在全民免费医疗保健。同时,法国的卫生体系强烈关注男女平等。在已经制定或正在制定的其他战略中,法国特别重视儿童和青少年、年轻人、流离失所者和处境极为艰难人群的健康。

2. 提供培训、研究卫生专业知识的机会

科研外交和专家调动是法国国际卫生行动的两个主要方式。在全球卫生预测能力的发展中,无论是监管、认证还是培训系统,法国在国际舞台上作为参考的规范系统正在发挥重要作用。无论是在研究方面,还是在支持发展的专业知识方面,法国的外派专家仍然是将法国模式与其他国家联系在一起的最好方式。

3. 协调动员全球卫生行动者

法国的国家战略围绕全球卫生政策共同愿景,必须以最佳方式与其他国际行动者(捐助者、基金会、国际组织等)以及区域和地方行动者联合,以便最大限度地发挥其在国际、区域和地方各级行动中的影响。

4. 与欧盟和世界卫生组织更好地协作

法国出现在欧盟(EU)的各种决策机构中,并与欧盟委员会及其机构保持特殊关系。欧盟在一些国际论坛上包括世界卫生组织在内的 28 个成员的代言人,还在卫生安全领域通过了第 1082/2013 号决定,协调国际卫生条例的实施。法国在欧盟层面以及在世界卫生组织会议之前的欧盟协调会议上均具有强有力的发言权,其意见对欧盟的现实指导方针和解决方案至关重要。

世界卫生组织作为标准制定者,是公共卫生领域的主要国际参与者,它的建议对全世界人口的健康产生重大影响。法国与世界卫生组织签署的框架伙伴关系协定确定了合作的优先领域,包括:①卫生安全;②2015 年后联合国与卫生有关的发展目标(包括获得水和卫生设施作为发展条件);③减少与非传染性疾病相关的风险因素,确定健康环境的决定因素,制定双方选择的优先事项的共同目标。

法国经济合作与发展组织特设工作组,经常与组织的卫生委员会及其 35 个成员国一起组织并参与促进国际卫生安全和可持续发展的小组讨论会。通过基于最重要的国际统计数据库之一的科学研究和技术分析,从世界卫生经济学的角度来考虑全球健康。

自 2015 年 9 月通过 2030 年议程以来,欧盟一直致力于制定符合 2030 年议程的新的欧洲发展共识。也就是说,它以整合协调的方式来响应议程的主要方向,即人口、地球、繁荣、和平与伙伴关系。欧洲委员会和欧洲议会制定并于 2005 年通过的《欧洲发展共识》是一项政治宣言,承诺消除贫困,建立一个更加公正和稳定的世界。《欧洲发展共识》确定了欧盟成员国必须通过其发展政策实施的共同价值观、目标、原则和承诺;无论是政府监管、社会发展、全民健康,还是紧急情况下的人道主义,欧盟作为资金来源和专业知识提供者,也是解决全球健康问题的关键行动者。

14.4 外交杠杆

法国通过大使馆网络、全球卫生区域顾问、国际卫生技术专家、社会事务顾问在健康问题上的专家服务和战略规划,在全球健康领域具有强大的影响力。为了增加谈判的权重,法国依赖特权伙伴关系或联盟,最大限度地与其欧洲伙伴合作,同时开发其他可利用的资源,如与法语国家的联动。10 年前推出的创新和特权伙伴关系是一份关于"外交与健康"的倡议。此倡议汇集来自不同地区和发展水平 7 个国家的成员代表(包括南非、巴西、法国、印度尼西亚、挪威、塞内加尔和泰国),每年该小组成员国在联合国大会编写并提出关于特定健康问题的决议草案。

为了在国际组织中发挥影响力,法国在国际谈判中均有代表并坚持自己的立场。健康是目前列入七国集团议程的主题,最近也成为 20 国集团提出的一个主题。七国集团指出,健康通过直接促进经济增长和可持续发展,成为促进繁荣的关键因素。

法国是联合援助国际药品采购机制(UNITAID)下的首位捐助国,也是仅次于美国的全球基金第二大捐助国,自创立以来共提供 45 亿美元的捐助。自 2006 年成立以来,法国提供了该组织资源的一半捐助,已经超过 10 亿欧元;2015 年法国捐助 1 亿欧元,2016 年法国捐助 9 500 万欧元。

法国也是全球疫苗免疫联盟中非常活跃的参与者。该联盟是世界第五大主权捐助国,也是国际免疫融资机制的第二大捐助国,在 2016—2020 年期间总捐助额达到 4.65 亿欧元。与此同时,法国会在 2017—2019 年期间继续向全球基金捐款 10.80 亿欧元。

根据 2030 年的目标,法国竭力帮助受惠国促进对抗三大流行病,并采取行动消除这些流行病。

"5％倡议"是法国对全球基金捐款贡献的第二形态,由法国专家进行评估和实施,为符合条件的受益国家提供专业知识以及全球基金方案。这一行动使得法国在全球合作的可见度和适应性方面,起到关键性的作用。倡议决定将 2017 年的 5％份额(目前为 1 800 万欧元)增加至 2019 年的 7％,以便更好地为受益国家提供健康援助。

作为 2010 年马斯科卡"G8 倡议"计划的一部分,创建了"马斯科卡法国基金",用于改善生殖、孕产妇、新生儿和儿童健康。2008 年基金额为 3 亿欧元,2011—2015 年期间将额外增加 5 亿欧元(即每年额外增加 1 亿欧元)。这项倡议显示出它的有效性,显著降低了孕产妇和婴儿的死亡率。

14.5　法国与其他国家的主要合作活动

法国拥有优秀的医学专家、成熟的公共卫生领域专业知识,法国大型专业团体拥有制药、技术和后勤以及健康信息系统的专业知识,这些已经使法国成为世界公认的全球健康合作网络中心。

近年来法国致力于在海外建立"健康俱乐部",以促进其大学医院以及科研中心的国家交流活动。

14.6　国际团结政策

2014 年 7 月 7 日关于法国发展和国际团结政策的"定向和规划法"意识到"所有参与者的作用和互补性",特别是民间社会组织,企业需要坚持对患者权利和尊严的尊重。

该领域不可避免地成为所有参与国对健康问题的关注焦点。许多国家地区的政策制定者(特别是在西非)以及民间社会组织在其所属国开展了各类不同程度的改革措施,其中很大部分是提高当地民间社会力量。提高认识,培训和动员公民,特别是年轻人,他们是整个国家未来的健康支柱。

法国全球卫生战略本着鼓励集体行动共同应对挑战的美好愿景,以横向资源整合的视角制定行动战略。

参 考 文 献

1. 图书论文

［1］Arrow KJ. Uncertainty and the welfare economics of medical care. Am Econ Rev, 1963,53(5): 941-973.

［2］Buyck JF, et al. La prise en charge en médecine générale des personnes âgées dépendantes vivant à domicile. Etudes et résultats. n° 869. 2014.

［3］Bourgueil Y, et al. Le rapprochement de données de médecine générale et de remboursement de l'assurance maladie: étude de faisabilité et premiers résultats. Questions d'économie de la santé. n° 196. 2014.

［4］Fournier C, et al. Action de santé libérale en équipe (Asalée): un espace de transformation des pratiques en soins primaires. Questions d'économie de la santé. n°232. 2018.

［5］Institute of medicine. Crossing the quality chasm: a new health system for the 21st century. http://www. nationalacademies. org 2001.

［6］OECD. Health at a glance. OECD Indicators. 2017.

［7］Or Z, et al. Evaluation d'impact de l'expérimentation parcours santé des ainés (Paerpa). Premiers résultats et annexes. Rapport de l'Irdes. n° 567, 2018.

［8］Porter ME. What is value in health care. N Eng J Med, 2010,363: 2477-2481.

［9］Shams L, et al. Values in health policy-a concept analysis. Int J Health Policy Manag, 2016,11: 623-630.

［10］法国国家社会卫生事务部: 关于法国卫生体系基本介绍. http://social-sante. gouv. fr/systeme-de-sante-et-medico-social/systeme-de-sante-et-medico-social〉[consulté le 19/03/2016].

［11］法国国家社会卫生事务部: 关于法国卫生体系组织架构中卫生服务提供者介绍. http://social-sante. gouv. fr/ministere/acteurs/agences-et-operateurs/〉[consulté le 19/03/2016].

［12］国家地区医院管理局组织架构介绍. http://www. ars. sante. fr/L-organisation. 89786. 0. html〉 [consulté le 19/03/2016].

［13］国家地区医院管理局地区健康战略介绍. http://www. ars. sante. fr/La-strategie. 102280. 0. html〉[consulté le 19/03/2016].

［14］法国国民议会. 关于国家卫生规划地 145 号文件报告. Présenté par Y. Bur, député; 6 Juillet 2011.

［15］法国国家卫生经济学研究和文献研究所. 法国初级卫生保健: 法国和国外的专业实践报告(Soins de santé primaire. Les pratiques professionnelles en France et à l'étranger. Bibliographie thématique). Paris. Avril 2018.

［16］法国国家卫生经济学研究和文献研究所. 法国初级保健机构绩效评估报告. http：//www. irdes. fr/recherche/rapports/559-l-evaluation-de-la-performance-des-maisons-poles-et-centres-de-sante-dans-le-cadre-des-enmr. pdf.

［17］国家高等卫生管理局. 初级保健的成熟度矩阵分析——用于初级保健综合服务中心的评估参考标准报告. HAS. Paris，2014.

［18］法国2017年医疗保险数据. Direction de la Sécurité sociale，Les chiffres clés de la Sécurité sociale 2016. Édition 2017［archive］，sur Sécurité sociale，24 novembre 2017（consulté le 10 janvier 2018）［PDF］.

［19］法国2016年医疗保险数据. Chiffres clés de la Sécurité sociale，édition 2010［archive］［PDF］.

［20］法国医疗保险历史. Les grandes dates de l'histoire de la Sécurité sociale［archive］，sur Sécurité Sociale，31 mars 2017（consulté le 9 janvier 2018）.

［21］法国国家参议院：法国医保筹资体系的平衡模式. Rapports d'information du Sénat［archive］-Rapport no 73-Tome I-Financement de la Sécurité sociale-Équilibres généraux et assurance maladie.

［22］法国全民医疗保险和补充医疗保险介绍. L'Assurance Maladie-CMU et CMU complémentaire［archive］.

［23］法国费加罗报：2014年法国医保1亿欧元的支出. Assurance-maladie：1 md € de moins dépensé［archive］，sur Le Figaro，21 janvier 2014（consulté le 25 janvier 2014）.

［24］法国国家医保局门户网站：2017年法国全民保健政策. La protection universelle maladie［archive］，sur ameli. fr，16 novembre 2017（consulté le 8 janvier 2018）.

［25］2017年地区就业动态分析，地域发展力报告. Dynamique de l'emploi dans les territoires-Ministère de la cohésion des territoires-novembre 2017 n°64：http：//www. strategie. gouv. fr/sites/strategie. gouv. fr/files/atoms/files/fs-na-64-dynamique-emploi-metropoles-30-novembre-2017. pdf.

［26］2016年人口死亡率报告. Mortalité en 2016-comparaison régionales et départementales paru le 29/03/2018：https://www. insee. fr/fr/statistiques/2012741.

2. 相关网站

［1］法国国家卫生经济学研究和文献研究所门户网站，http：//www. irdes. fr.

［2］法国医保局门户网站，http：//www. securite-sociale. fr.

［3］法国医疗法规门户网站，http：//www. loi-sante. gouv. fr.

［4］法国卫生部门户网站，http：//www. sante. gouv. fr.

［5］法国国家社会事务部门户网站，http：//www. social-sante. gouv. fr.

［6］法国居家养老门户网站，http：//www. pour-les-personnes-agees. gouv. fr/vivre-domicile.

［7］法国居家养老个人自立津贴门户网站，http：//www. pour-lespersonnes-agees. gouv. fr/beneficier-daides/lallocation-personnalisee-dautonomie-apa.

图书在版编目(CIP)数据

法国现代卫生体系概论:医院管理与医院改革/(法)吉尔·杜阿迈尔(Gilles Duhamel),雷萍,于广军编著. —上海:复旦大学出版社,2019.5
ISBN 978-7-309-14267-9

Ⅰ.①法… Ⅱ.①吉…②雷…③于… Ⅲ.①医院-管理-研究-法国
②医院-体制改革-研究-法国 Ⅳ.①R197.32

中国版本图书馆 CIP 数据核字(2019)第 069801 号

法国现代卫生体系概论:医院管理与医院改革
[法]吉尔·杜阿迈尔(Gilles Duhamel) 雷 萍 于广军 编著
责任编辑/梁 玲

复旦大学出版社有限公司出版发行
上海市国权路 579 号 邮编:200433
网址:fupnet@ fudanpress.com http://www.fudanpress.com
门市零售:86-21-65642857 团体订购:86-21-65118853
外埠邮购:86-21-65109143
常熟市华顺印刷有限公司

开本 787×1092 1/16 印张 10.75 字数 236 千
2019 年 5 月第 1 版第 2 次印刷

ISBN 978-7-309-14267-9/R·1734
定价:36.00 元